Traumafokussierte pädagogische Gruppenintervention für junge Flüchtlinge

Elisa Pfeiffer
Lutz Goldbeck

Traumafokussierte pädagogische Gruppenintervention für junge Flüchtlinge

Das Programm „Mein Weg"

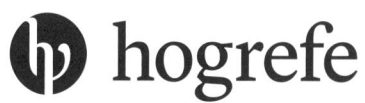

M.Sc.-Psych. Elisa Pfeiffer, geb. 1990. 2009–2015 Studium der Psychologie an der Universität Konstanz und der National University of Singapore. Seit Oktober 2015 Tätigkeit an der Klinik für Kinder- und Jugendpsychiatrie/Psychotherapie der Universitätsklinik Ulm als Doktorandin, wissenschaftliche Mitarbeiterin und Projektleiterin von „Mein Weg“. Forschungsschwerpunkt: Diagnostik und Behandlung von Traumafolgestörungen bei Kindern und Jugendlichen, insbesondere jungen Geflüchteten.

Prof. Dr. Lutz Goldbeck (1958–2017). 2001-2017 leitender Psychologe an der Klinik für Kinder- und Jugendpsychiatrie/-psychotherapie des Universitätsklinikums Ulm, dort Leiter der Sektion Psychotherapieforschung und Verhaltensmedizin mit Ausbildungszentrum für Verhaltenstherapie.

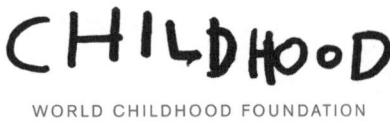

WORLD CHILDHOOD FOUNDATION
FOUNDED BY H.M. QUEEN SILVIA OF SWEDEN

Bibliografische Information der Deutschen Nationalbibliothek
Die Deutsche Nationalbibliothek verzeichnet diese Publikation in der Deutschen Nationalbibliografie; detaillierte bibliografische Daten sind im Internet über http://dnb.dnb.de abrufbar.

Hogrefe Verlag GmbH & Co. KG
Merkelstraße 3
37085 Göttingen
Deutschland
Tel. +49 551 999 50 0
Fax +49 551 999 50 111
verlag@hogrefe.de
www.hogrefe.de

Satz: ARThür Grafik-Design & Kunst, Weimar
Druck: mediaprint solutions GmbH, Paderborn
Printed in Germany
Auf säurefreiem Papier gedruckt

1. Auflage 2019
© 2019 Hogrefe Verlag GmbH & Co. KG, Göttingen
(E-Book-ISBN [PDF] 978-3-8409-2967-0; E-Book-ISBN [EPUB] 978-3-8444-2967-1
ISBN 978-3-8017-2967-7
http://doi.org/10.1026/02967-000

Danksagung

An erster Stelle möchte ich mich bei meinem Ko-Autor dieses Manuals, Supervisor und Mentor Prof. Dr. Lutz Goldbeck († 30. Oktober 2017) bedanken, mit dem ich gemeinsam diese Intervention entwickelt habe. Als erfahrener (Trauma-)Therapeut und Wissenschaftler hat er Ende 2015 frühzeitig den dringenden Hilfebedarf in Form von niedrigschwelligen Interventionen für traumatisierte minderjährige Flüchtlinge einerseits und Weiterbildungsmöglichkeiten für Pädagogen andererseits erkannt, und sofort die Initiative ergriffen. Seine große Motivation, seine hohe professionelle Kompetenz und langjährige Erfahrung in diesem Bereich waren die Grundlage zur Entwicklung und Evaluation dieser Intervention.

Vielen Dank an Herrn Prof. Dr. Jörg M. Fegert, ärztliche Leitung der Klinik für Kinder- und Jugendpsychiatrie/Psychotherapie der Universitätsklinik Ulm, für die Übernahme der kommissarischen Leitung und die Unterstützung des Projekts „Mein Weg" nach dem Tod von Herrn Prof. Dr. Lutz Goldbeck.

Mein besonderer Dank gilt den „Mein Weg" Supervisoren Thorsten Sukale, Miriam Rassenhofer und Veronica Kirsch, die seit mehr als 2 Jahren viele „Mein Weg"-Gruppen begeistert supervidiert und unterstützt haben sowie wertvolles Feedback zu diesem Manual geliefert haben.

Weiterhin bedanke ich mich bei allen wissenschaftlichen Mitarbeitern und wissenschaftlichen Hilfskräften in der Sektion Psychotherapieforschung, die das Projekt bei zahlreichen Screenings und anderen Projektaufgaben unterstützt haben: Judith Hirschmiller, Belinda Fleischmann, Cedric Sachser, Svenja Schön, Marie Berlet, Sabine Grau, Dunja Tutus und insbesondere Lasse Bartels, der fast alle Grafiken für dieses Manual entworfen und ausgearbeitet hat.

Ich möchte mich an dieser Stelle bei der World Childhood Foundation, insbesondere Frau Andrea Möhringer und der Otto-Kässbohrer-Stiftung in Ulm bedanken, die das Forschungsprojekt „Mein Weg" finanziell und inhaltlich unterstützt haben.

Zuletzt gilt mein herzlicher Dank unseren teilnehmenden jungen Flüchtlingen, den Gruppenleitern, Koordinatoren und Einrichtungsleitungen der folgenden Einrichtungen, ohne die das Gesamtprojekt nicht möglich gewesen wäre: Erzbischöfliches Kinderheim Haus Nazareth Sigmaringen und Hechingen, Eva Heidenheim gGmbH, AWO Augsburg, Paulinenpflege Winnenden, Jugendhilfe Aktiv e.V. Esslingen, Diakonische Jugendhilfe Region Heilbronn, Zentrum >guterhirte< Ulm, Kinder- und Jugendhilfe Neuhausen, Jugendhilfe Creglingen, Heilpädagogisches Jugendhilfezentrum Sperlingshof, Albert-Schweitzer-Kinderdorf e.V., Oberlin e.V. Ulm, Psychologische Beratungsstelle Diakonieverbund Ulm, AWO Ulm, My Beratung und Bildung Günzburg, Jugend- und Erwachsenenhilfe Seitz gGmbH Ulm und Sankt Hildegard Memmingen. Danke für Ihre leidenschaftliche und engagierte Unterstützung.

Elisa Pfeiffer

Vorwort World Childhood Foundation

Traumata schädigen. Sie verhindern das Führen eines emotional stabilen und glücklichen Lebens. Allein gelassen mit ihnen, können Traumata das Leben eines Menschen langfristig negativ beeinflussen. Das gilt im Besonderen auch für Flüchtlingskinder und für unbegleitete minderjährige Flüchtlinge. Auf ihrem oft langen Weg nach Deutschland waren viele von ihnen furchtbaren Erlebnissen ausgesetzt. Eine frühzeitige Intervention, die stützt, stabilisiert und das Erlebte anspricht, kann den Betroffenen einen Teil des Leidensdrucks nehmen.

Das geschieht im Projekt „Mein Weg", das durch die Klinik für Kinder- und Jugendpsychiatrie/Psychotherapie des Universitätsklinikums Ulm entwickelt und in Zusammenarbeit mit einer Reihe von freien Trägern der Jugendhilfe implementiert wurde. Das niedrigschwellige Unterstützungsangebot hilft unbegleiteten minderjährigen Flüchtlingen bei der Bewältigung traumatischer Erlebnisse und schafft ein soziales Netz um die jungen Menschen. Bedenkt man, dass die Hälfte der unbegleiteten minderjährigen Flüchtlinge derzeit noch keine ausreichende psychologische Betreuung erhält, erscheint die gelungene Projektimplementation von „Mein Weg" als möglicher Lösungsansatz für eine flächendeckendere psychologische Erstversorgung für die Betroffenen.

Als Geschäftsführerin der World Childhood Foundation ist es mir ein besonderes Anliegen, innovative und interdisziplinäre Projektideen zu unterstützen, die neue Wege gehen und das Potenzial haben, mit ihrer Arbeit die Lebensqualität möglichst vieler Kinder und Jugendlicher zu verbessern. Es macht mich stolz zu sehen, dass wir als Stiftung mit der Förderung von „Mein Weg" dabei geholfen haben, ein großartiges Konzept in die Praxis umzusetzen, von dem zukünftig viele junge Menschen profitieren werden.

Andrea Möhringer
WORLD CHILDHOOD FOUNDATION

Geschäftsführung

Vorwort

Allein im Jahr 2017 haben über 1,4 Millionen Flüchtlinge und Asylsuchende die Bundesrepublik Deutschland erreicht, über die Hälfte von ihnen ist minderjährig (United Nations High Commissioner for Refugees, 2018). Eine hohe Zahl an jungen Flüchtlingen erlebt in ihrem Heimatland, auf der Flucht und auch im Gastland eine Vielzahl traumatischer Erlebnisse, welche die individuellen Bewältigungsmöglichkeiten übersteigen. Infolgedessen entwickelt etwa jeder zweite (unbegleitete) minderjährige Flüchtling posttraumatische Stresssymptome wie Wiedererleben der Erlebnisse in Form von sich ungewollt aufdrängenden Bildern oder Albträumen, Schlafstörungen, Konzentrationsproblemen oder Veränderungen in Stimmung (Freudverlust, Zunahme an Aggression und Traurigkeit) und Kognitionen („Ich bin an allem schuld", „Ich bin seit dem Erlebnis wertlos"). Verschiedene strukturelle und individuelle Barrieren verhindern jedoch einen adäquaten Zugang zu einer psychotherapeutischen und psychiatrischen Versorgung. Gestufte Versorgungsmodelle sind eine Antwort auf ein nur eingeschränkt funktionierendes Hilfesystem, das dem aktuellen Bedarf nicht gerecht wird.

Die traumafokussierte pädagogische Gruppenintervention „Mein Weg" stellt eine niedrigschwellige Komponente in einem gestuften Versorgungsmodell für junge Flüchtlinge dar. Die Intervention wurde Anfang 2016 gemeinsam mit Partnern aus der Jugendhilfe entwickelt und wissenschaftlich evaluiert (s. Evidenz). Sie richtet sich speziell an traumatisierte junge Flüchtlinge, die unter posttraumatischen Stresssymptomen und depressiven Symptomen leiden. Pädagogen[1] werden anhand des Manuals befähigt, die insgesamt sechs Sitzungen mit 2 bis 5 Jugendlichen manualgetreu durchzuführen. Die Wirkfaktoren der Intervention sind

das konkrete traumafokussierte Arbeiten sowie die Gruppenkomponente. Die Implementation der Intervention in Jugendhilfeeinrichtungen, Schulen oder Beratungsstellen bietet wichtige Vorteile wie etwa die Herabsetzung der Hemmschwelle zur Teilnahme am Hilfsangebot, eine bekannte und vertraute Umgebung für die Jugendlichen und ein relativ niedriger organisatorischer Aufwand für die Durchführenden.

Ziel des Manuals ist neben einer Symptomprävention und -reduktion bei den jungen Flüchtlingen auch Pädagogen im Umgang mit traumatisierten jungen Flüchtlingen zu stärken und Kompetenzen in den Bereichen Trauma, Traumafolgestörungen und das Arbeiten mit traumapädagogischen Konzepten zu fördern.

Das vorliegende Manual enthält vielfältige Arbeitsmaterialien wie ein Workbook für die Teilnehmenden mit nichtsprachlichen Inhalten oder Sitzungsprotokolle für die eigene Reflexion. Die genaue Anwendung der Materialien wird für jede Sitzung detailliert beschrieben. Die Durchführung der Intervention „Mein Weg" wird nach einem allgemeinen theoretischen Hintergrund Sitzung für Sitzung beschrieben. Zunächst wird das Rational jeder Sitzung erklärt, anschließend die praktische Durchführung und Umsetzung dieses Rationals innerhalb der Stunde und zuletzt gibt es jeweils Abschnitte zum Umgang mit möglichen Schwierigkeiten und Tipps.

Parallel zur Durchführung der Intervention empfehlen wir eine umfassende Schulung zum Manual und eine kontinuierliche Supervision durch erfahrene Kliniker. Diese kann unter anderem durch das TRAIN Institut (https://www.trauma-fortbildung.de/), welche erfahrene „Mein Weg" Supervisoren beschäftigt, in Anspruch genommen werden. Direkte Kontaktdaten der Supervisoren finden Sie auch im Manual.

Ich wünsche Ihnen viel Erfolg bei der Anwendung des Manuals „Mein Weg".

Elisa Pfeiffer

---

1 Aus Gründen der besseren Lesbarkeit wurde im gesamten Text auf die Nennung der femininen und maskulinen Form (z.B. Gruppenleiterin/Gruppenleiter) verzichtet. Obwohl im Text meist die männliche Form verwendet wird, sind immer beide Geschlechter gemeint.

Inhaltsverzeichnis

CD-ROM

Die CD-ROM enthält PDF-Dateien aller Materialien, die zur Durchführung des Therapieprogrammes verwendet werden können.

Die PDF-Dateien können mit dem Programm Acrobat® Reader (vgl. www.adobe.com/de/reader) gelesen und ausgedruckt werden.

Kapitel 1
Theoretischer Hintergrund

1.1 Trauma und Posttraumatische Belastungsstörung

Anders als im alltäglichen Sprachgebrauch wird ein traumatisches Erlebnis nach DSM-5-Kriterien (Diagnostic and Statistical Manual of Mental Disorders; American Psychiatric Association, 2013) wie folgt definiert: „Konfrontation mit tatsächlichem oder drohendem Tod, ernsthafter Verletzung oder sexueller Gewalt (...)" (American Psychiatric Association, 2014, S. 369). Diese Konfrontation kann entweder durch direktes eigenes Erleben, Zeugenschaft oder dadurch geschehen, dass man von anderen von einem solchen Ereignis erfährt. Beispiele sind das Erleben von physischer oder sexueller Gewalt, der Tod einer nahestehenden Person, Naturkatastrophen oder Unfälle. Traumatische Ereignisse werden in der Praxis häufig in zwei Subtypen unterteilt: Typ-1 und Typ-2 Traumata (Terr, 1991). Hierbei stellen Typ-1 Traumata akute, kurze und begrenzte Erlebnisse dar, wie beispielsweise einen Verkehrsunfall. Typ-2 Traumata hingegen umfassen langanhaltende und sich wiederholende Erlebnisse, wie etwa häusliche Gewalt oder das Leben im Kriegsgebiet. Traumatische Erlebnisse werden außerdem in die Kategorien interpersonell und akzidentell eingeteilt (vgl. Abbildung 1; angelehnt an Maercker, 2013). Interpersonelle Traumata und Typ-II-Traumata haben für gewöhnlich schwerwiegendere Folgen als akzidentelle oder Typ-I-Traumata.

Mehr als ⅔ der Kinder weltweit erleben vor ihrem 16. Lebensjahr mindestens ein traumatisches Erlebnis, und etwa 13 % entwickeln infolgedessen posttraumatische Stresssymptome (Copeland, Keeler, Angold & Costello, 2007). Das Erleben von sexueller oder physischer Gewalt wird hierbei besonders stark mit der Entwicklung einer Posttraumatischen Belastungsstörung (PTBS) assoziiert. Eine Studie von Loos, Wolff, Tutus und Goldbeck (2015) untersuchte die Arten traumatischer Erlebnisse in einer Stichprobe von 159 in Deutschland lebenden Kindern und Jugendlichen mit klinisch relevanter posttraumatischer Stresssymptomatik und fand heraus, dass am häufigsten kör-

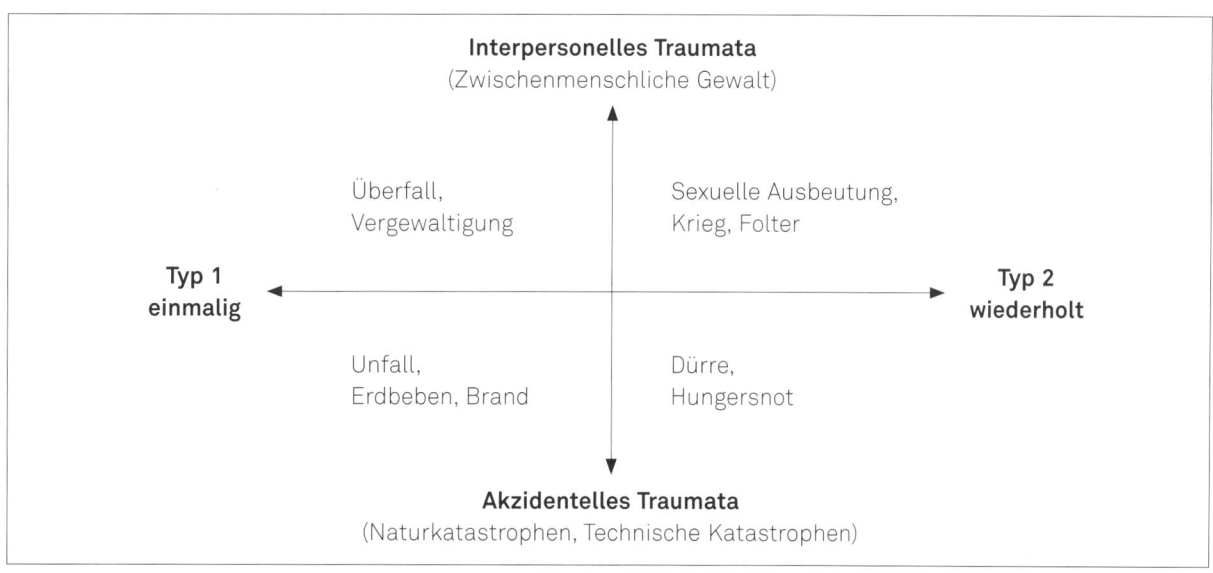

Abbildung 1: Darstellung der Traumatypen

perliche Gewalt (57,9 %), der Verlust einer nahestehenden Person (45,9 %) und sexuelle Übergriffe bzw. Missbrauch (44 %) berichtet werden. Das Erleben eines traumatischen Ereignisses führt in den meisten Fällen zu einer akuten Stressreaktion, bei welcher Kinder und Jugendliche ängstlich, entsetzt, aufgelöst und verwirrt wirken, bzw. sind. Wenn diese Stressrektionen mindestens 4 Wochen anhalten, ist eine weitere Abklärung einer PTBS durch Kinder- und Jugendpsychiater/Psychotherapeuten notwendig. Die Symptome der PTBS können nach DSM-5 in vier Bereiche (Wiedererleben, Vermeidung, Negative Veränderungen in Kognitionen und/oder Affekten, Veränderung in Erregungsniveau und Reaktivität; s. Kriterien B bis E) mit insgesamt 20 Symptomen eingeteilt werden (vgl. Kasten 1).

Kasten 1: Diagnostische Kriterien für eine Posttraumatische Belastungsstörung nach DSM-5 (Abdruck erfolgt mit Genehmigung aus der deutschen Ausgabe des Diagnostic and Statistical Manual of Mental Disorders, Fifth Edition © 2013, Dt. Ausgabe: © 2018, American Psychiatric Association. Alle Rechte vorbehalten)

Diagnostische Kriterien	F43.10

Posttraumatische Belastungsstörung

Beachte: Die folgenden Kriterien gelten für Erwachsene, Jugendliche und Kinder, die älter als 6 Jahre sind. Für 6-jährige oder jüngere Kinder gelten die entsprechenden weiter unten aufgeführten Kriterien.

A. Konfrontation mit tatsächlichem oder drohenden Tod, ernsthafter Verletzung oder sexueller Gewalt auf eine (oder mehrere) der folgenden Arten:

1. Direktes Erleben eines oder mehrerer traumatischer Ereignisse.

2. Persönliches Erleben eines oder mehrerer solcher traumatischer Ereignisse bei anderen Personen.

3. Erfahren, dass einem nahen Familienmitglied oder einem engen Freund ein oder mehrere traumatische Ereignisse zugestoßen sind. Im Falle von tatsächlichem oder drohendem Tod des Familienmitgliedes oder Freundes muss das Ereignis bzw. müssen die Ereignisse durch Gewalt oder einen Unfall bedingt sein.

4. Die Erfahrung wiederholter oder extremer Konfrontation mit aversiven Details von einem oder mehreren derartigen traumatischen Ereignissen (z.B. Ersthelfer, die menschliche Leichenteile aufsammeln, oder Polizisten, die wiederholt mit schockierenden Details von Kindesmissbrauch konfrontiert werden).

Beachte: Eine Konfrontation durch elektronische Medien, Fernsehen, Spielfilme oder Bilder erfüllt das Kriterium A4 nicht, es sei denn, diese Konfrontation ist berufsbedingt.

B. Vorhandensein eines (oder mehrerer) der folgenden Symptome des Wiedererlebens (Intrusionen), die auf das oder die traumatischen Ereignisse bezogen sind und die nach dem oder den traumatischen Ereignissen aufgetreten sind:

1. Wiederkehrende, unwillkürlich sich aufdrängende belastende Erinnerungen (Intrusionen) an das oder die traumatischen Ereignisse.

Beachte: Bei Kindern, die älter als 6 Jahre sind, können traumabezogene Themen oder Aspekte des oder der traumatischen Ereignisse wiederholt im Spielverhalten zum Ausdruck kommen.

2. Wiederkehrende, belastende Träume, deren Inhalte und/oder Affekte sich auf das oder die traumatischen Ereignisse beziehen.

Beachte: Bei Kindern können stark beängstigende Träume ohne wiedererkennbaren Inhalt auftreten.

3. Dissoziative Reaktionen (z.B. Flashbacks), bei denen die Person fühlt oder handelt, als ob sich das oder die traumatischen Ereignisse wieder ereignen würden. (Diese Reaktionen können in einem Kontinuum auftreten, bei dem der völlige Wahrnehmungsverlust der Umgebung die extremste Ausdrucksform darstellt.)

Beachte: Bei Kindern können Aspekte des Traumas im Spiel nachgestellt werden.

4. Intensive oder anhaltende psychische Belastung bei der Konfrontation mit inneren oder äußeren Hinweisreizen, die einen Aspekt des oder der traumatischen Ereignisse symbolisieren oder an Aspekte desselben bzw. derselben erinnern.

5. Deutliche körperliche Reaktionen bei der Konfrontation mit inneren oder äußeren Hinweisreizen, die einen Aspekt des oder der traumatischen Ereignisse symbolisieren oder an Aspekte desselben bzw. derselben erinnern.

Kasten 1: Fortsetzung

C. Anhaltende Vermeidung von Reizen, die mit dem oder den traumatischen Ereignissen verbunden sind, und die nach dem oder den traumatischen Ereignissen begannen. Dies ist durch eines (oder beide) der folgenden Symptome gekennzeichnet:

1. Vermeidung oder Bemühungen, belastende Erinnerungen, Gedanken oder Gefühle zu vermeiden, die sich auf das oder die Ereignisse beziehen oder eng mit diesem/diesen verbunden sind.

2. Vermeidung oder Bemühungen, Dinge in der Umwelt (Personen, Orte, Gespräche, Aktivitäten, Gegenstände, Situationen) zu vermeiden, die belastende Erinnerungen, Gedanken oder Gefühle hervorrufen, die sich auf das oder die Ereignisse beziehen oder eng mit diesem bzw. diesen verbunden sind.

D. Negative Veränderungen von Kognitionen und der Stimmung im Zusammenhang mit dem oder den traumatischen Ereignissen. Die Veränderungen haben nach dem oder den traumatischen Ereignissen begonnen oder sich verschlimmert und sind durch zwei (oder mehr) der folgenden Symptome gekennzeichnet:

1. Unfähigkeit, sich an einen wichtigen Aspekt des oder der traumatischen Ereignisse zu erinnern (typischerweise durch Dissoziative Amnesie und nicht durch andere Faktoren wie Kopfverletzungen, Alkohol oder Drogen bedingt).

2. Anhaltende und übertriebene negative Überzeugungen oder Erwartungen, die sich auf die eigene Person, andere Personen oder die Welt beziehen (z. B. „Ich bin schlecht", „Man kann niemandem trauen", „Die ganze Welt ist gefährlich", „Mein Nervensystem ist dauerhaft ruiniert").

3. Anhaltende verzerrte Kognitionen hinsichtlich der Ursache und Folgen des oder der traumatischen Ereignisse, die dazu führen, dass die Person sich oder anderen die Schuld zuschreibt.

4. Andauernder negativer emotionaler Zustand (z. B. Furcht, Entsetzen, Wut, Schuld oder Scham).

5. Deutlich vermindertes Interesse oder verminderte Teilnahme an wichtigen Aktivitäten.

6. Gefühle der Abgetrenntheit oder Entfremdung von anderen.

7. Anhaltende Unfähigkeit, positive Gefühle zu empfinden (z. B. Glück, Zufriedenheit, Gefühle der Zuneigung).

E. Deutliche Veränderungen des Erregungsniveaus und der Reaktivität im Zusammenhang mit dem oder den traumatischen Ereignissen. Die Veränderungen haben nach dem oder den traumatischen Ereignissen begonnen oder sich verschlimmert und sind durch zwei (oder mehr) der folgenden Symptome gekennzeichnet:

1. Reizbarkeit und Wutausbrüche (ohne oder aus geringfügigem Anlass), welche typischerweise durch verbale oder körperliche Aggression gegenüber Personen oder Gegenständen ausgedrückt werden.

2. Riskantes oder selbstzerstörerisches Verhalten.

3. Übermäßige Wachsamkeit (Hypervigilanz).

4. Übertriebene Schreckreaktionen.

5. Konzentrationsschwierigkeiten.

6. Schlafstörungen (z. B. Ein- oder Durchschlafschwierigkeiten oder unruhiger Schlaf).

F. Das Störungsbild (Kriterien B, C, D und E) dauert länger als 1 Monat

G. Das Störungsbild verursacht in klinisch bedeutsamer Weise Leiden oder Beeinträchtigungen in sozialen, beruflichen oder anderen wichtigen Funktionsbereichen.

H. Das Störungsbild ist nicht Folge der physiologischen Wirkung einer Substanz (z. B. Medikament, Alkohol) oder eines medizinischen Krankheitsfaktors.

Das wohl charakteristischste Symptom der PTBS ist das „Wiedererleben" (Intrusionen) von Gedächtnisfetzen an das traumatische Erlebnis, das durch interne oder externe traumarelevante Reize (sog. „trigger") ausgelöst wird. Diese Intrusionen können sowohl im Wachzustand zu jeder Tageszeit, als auch im Schlafzustand in Form von Albträumen auftreten. Ein Kind, das einen schlimmen Unfall erlebt hat, kann z. B. im Schulunterricht plötzlich Bilder des Unfalls vor Augen haben, was in der Regel zu (physiologischen) Stressreaktionen wie Herzrasen, Schwitzen oder Zittern führt. Der Bereich „Vermeidung" umfasst das Vermeiden von Orten, Menschen, Gesprächen oder Erinnerungen an das traumatische Erlebnis, da die Konfrontation mit diesem meist zu einer intensiven psychischen und körperlichen Belastung führt. Ein durch einen schweren Autounfall traumatisiertes Kind würde beispielsweise die Kreuzung, an welcher der Unfall passiert ist, Autofahren generell oder Gespräche mit den Eltern darüber vermeiden. Der dritte Bereich „negative Veränderungen in Stimmung und Gedanken" umfasst viele Symptome, die auch typisch für eine Depression sein können, weshalb der Traumabezug hier vorhanden sein muss (ist das Problem vor oder nach dem Trauma aufgetreten?). Typisch für diesen Bereich sind sogenannte dysfunktionale traumabezogene Gedanken, welche die Kinder und Jugendlichen häufig nach einem traumatischen Erlebnis entwickeln und die sowohl bei der Aufrechterhaltung der Symptomatik als auch in der Traumatherapie eine wichtige Rolle spielen. Diese Gedanken können sich auf die Zukunft („Ich werde nie wieder normal sein"), sich selbst („Der Autounfall hat mein Leben zerstört"), andere („alle Männer sind gefährlich") oder die (Um-) Welt („Die ganze Welt ist unsicher, überall sind Gefahren") beziehen. Traumabezogene Veränderungen im Affekt beinhalten die Reduktion an positiven Gefühlen, eine Steigerung von negativen Gefühlen wie Wut und Trauer oder emotionale Taubheit („nichts fühlen können"). Der vierte Bereich umfasst Veränderungen im Erregungsniveau („Hyperarousal/Übererregung"). Dies zeigt sich dadurch, dass die Kinder und Jugendlichen dauerhaft angespannt und wachsam sind. Dies kann zu Konzentrations- oder Schlafstörungen führen. Um die Diagnosekriterien zu erfüllen, müssen die Symptome mindestens über vier Wochen hinweg andauern und zu einer signifikanten Funktionsbeeinträchtigung führen. Das deutsche Gesundheitssystem richtet sich nach den von der Weltgesundheitsorganisation definierten Diagnosen. Aktuell wird die 10. Version der Internationalen statistischen Klassifikation der Krankheiten und verwandter Gesundheitsprobleme (ICD-10, englisch „International Statistical Classification of Diseases and Related Health Problems"; World Health Organization, 1992) verwendet. In der kommenden Version des Klassifikationssystems (ICD-11) wird voraussichtlich ein reduziertes PTBS-Konstrukt mit drei Problembereichen und nur sechs Kernsymptomen beschrieben (je zwei Symptome in den Bereichen Wiedererleben, Vermeidung und Hyperarousal). Gleichzeitig wird im neuen Klassifikationssystem ICD-11 die Diagnose „Komplexe PTBS" eingeführt, die neben den PTBS Kernsymptomen zusätzlich Störungen der Affektregulation, ein negatives Selbstkonzept und interpersonelle Schwierigkeiten beinhaltet (Cloitre, Stolbach, Herman, Kolk, Pynoos, Wang, et al., 2009).

Aktuelle Studien berichten von einer Lebenszeit-Prävalenzrate (Anteil an der Bevölkerung, der jemals eine PTBS hatte) für PTBS im Jugend- und jungen Erwachsenenalter in Deutschland von 1,3 bis 1,6 % (Essau, Conradt & Petermann, 1999; Perkonigg, Kessler, Storz & Wittchen, 2000), wobei Mädchen und junge Frauen häufiger betroffen sind. Häufige komorbide Störungen von PTBS umfassen je nach Alter Depression, Angststörungen (bei kleineren Kindern häufig Trennungsängste), Dissoziation, Substanzmissbrauch, externalisierende Störungen (hyperkinetische Störungen), nicht-suizidales selbstverletzendes Verhalten oder Suizidalität (Pfeiffer, Sachser & Goldbeck, 2017).

1.2 Epidemiologie und Symptomatik bei jungen Flüchtlingen

Laut aktuellen Zahlen des Hohen Flüchtlingskommissariats der Vereinten Nationen (UNHCR) erreichten bis Ende 2017 über 1,4 Millionen Flüchtlinge und Asylsuchende die Bundesrepublik Deutschland. Über die Hälfte von ihnen sind minderjährig (United Nations High Commissioner for Refugees, 2018). In Deutschland werden unbegleitete minderjährige Flüchtlinge (UMF) in Jugendhilfeeinrichtungen psychosozial versorgt und integriert. Besonders UMF sind vor, während und nach ihrer Flucht einer Vielzahl von traumatischen Erlebnissen ausgesetzt, was als "sequentielle Traumatisierung" (vgl. Abbildung 2) bezeichnet wird.

Im Durchschnitt erleben UMF acht verschiedene traumatische Erlebnisse bis zu ihrer Ankunft in Deutschland (Pfeiffer & Goldbeck, 2017). Im Vergleich hierzu berichten deutsche Kinder und Jugendliche mit kli-

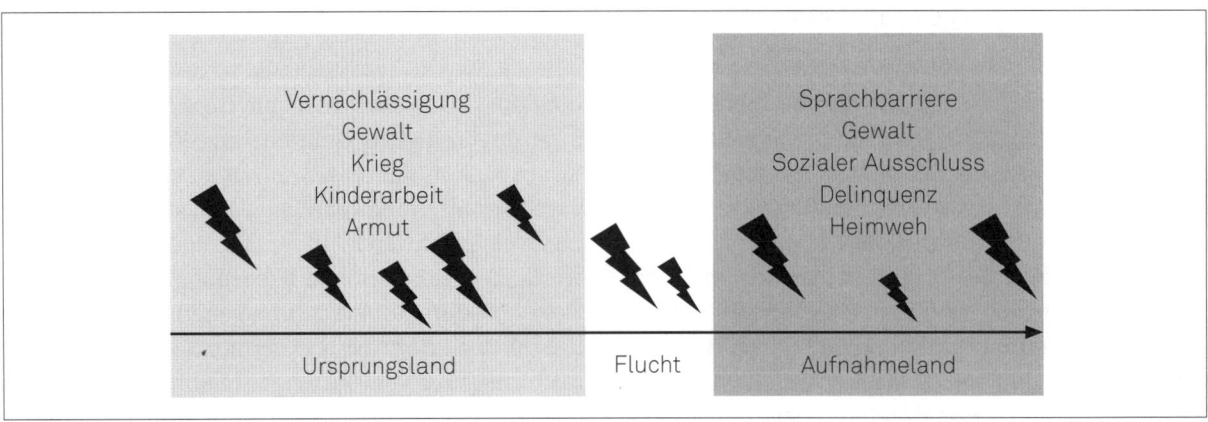

Abbildung 2: Beispielhafte Darstellung der sequentiellen Traumatisierung bei Flüchtlingen und zusätzlich belastenden Post-Migrations-Faktoren im Aufnahmeland.

nisch auffällig vielen posttraumatischen Stresssymptomen durchschnittlich fünf verschiedene traumatische Erlebnisse (Loos et al., 2015). Bei UMF werden am häufigsten die Zeugenschaft von Gewalt (innerhalb und außerhalb der Familie), der Verlust einer nahestehenden Person und Kriegserlebnisse berichtet (Jensen, Fjermestad, Granly & Wilhelmsen, 2015; Pfeiffer & Goldbeck, 2017). Das Erleben von sexueller Gewalt, auch bei männlichen jungen Flüchtlingen, wird von etwa 10 % der Jugendlichen angegeben. In der beschriebenen deutschen Stichprobe haben etwa 36 % (18 % bei Jungen) sexuelle Gewalt erlebt (Loos et al., 2015). In Folge der traumatischen Erlebnisse entwickelt diese vulnerable Population häufig Traumafolgestörungen wie PTBS, Depression, Somatisierung oder eine Angststörung (Tyrer & Fazel, 2014). Nach aktuellen Zahlen zeigen etwa 40 bis 60 % der jungen Flüchtlinge klinisch auffällige posttraumatische Stresssymptome (BPtK, 2018; Jensen et al., 2015; Seglem, Oppedal & Raeder, 2011) und 24 bis 50 % eine depressive Symptomatik (Reavell & Fazil, 2017).

Zusätzlich zu den beschriebenen psychopathologischen Auffälligkeiten sind UMF nach ihrer Ankunft in Deutschland auch vielen weiteren Stressfaktoren ausgesetzt. Diese „Post-Migrations-Faktoren" (vgl. Abbildung 2) umfassen Ungewissheit bezüglich des Asylstatus, Sprachbarrieren, wiederholte Wohnortwechsel, unbekanntes Gesundheits- und Sozialsystem, Arbeitslosigkeit und Diskriminierung. Zusätzlich können psychische Herausforderungen wie unerfüllte Erwartungen, bedrückende Nachrichten aus der Heimat oder der Verlust von Identität und sozialer Rolle den Alltag sowie die Integration in die neue Heimat erschweren. Die individuellen Post-Migrations-Faktoren sollten in jeder Behandlung beachtet und thematisiert werden.

1.3 Traumatherapie: Stand der Therapieforschung

Die Behandlung von PTBS bei Kindern und Jugendlichen wurde in den letzten Jahren umfassend erforscht. Besonders verhaltenstherapeutische und traumafokussierte Psychotherapien haben sich in der Reduktion von PTBS als effektiv erwiesen. Aktuelle Metaanalysen (Morina, Koerssen & Pollet, 2016; Gillies, Taylor, Gray, O'Brien & D'Abrew, 2013) und (inter-)nationale Behandlungsleitlinien für die psychotherapeutische Behandlung von Kindern und Jugendlichen (National Institute for Health and Care Excellence, 2005) empfehlen die „Traumafokussierte kognitive Verhaltenstherapie" (Cohen, Mannarino & Deblinger, 2016), kurz TF-KVT, die ein multimodales Behandlungskonzept

beinhaltet und speziell für Kinder und Jugendliche mit PTBS entwickelt wurde. Die Behandlung umfasst in der Regel 12 bis 24 wöchentliche Doppelstunden, in welchen die Bezugsperson (Eltern, Großeltern, Betreuer aus der Jugendhilfe) eng eingebunden wird. In Tabelle 2 werden die einzelnen Komponenten der Therapie in ihrer vorgegebenen Reihenfolge dargestellt. Die grau hinterlegten Komponenten werden als Hauptwirkkomponenten evidenzbasierter Traumatherapie bezeichnet (Dorsey, Briggs & Woods, 2011) und können in fast allen kognitiv-behavioralen Traumatherapien wiedergefunden werden.

Tabelle 2: Behandlungskomponenten der TF-KVT

	TF-KVT Komponente
1	Psychoedukation und Elternfertigkeiten
2	Entspannung
3	Ausdruck und Modulation von Affekten
4	Kognitive Verarbeitung und Bewältigung I
5	Traumanarrativ (graduierte Exposition in sensu)
6	Kognitive Verarbeitung und Bewältigung II
7	In vivo Bewältigung von traumatischen Erlebnissen
8	Gemeinsame Eltern-Kind-Sitzungen
9	Förderung künftiger Sicherheit und Entwicklung

Verschiedene Studien haben gezeigt, dass die TF-KVT nicht nur zu einer Reduktion der PTBS führt, sondern auch bei komorbider Depression und Angst sowie externalisierenden Störungen (hyperkinetische Störungen und Störung des Sozialverhaltens) hilft (Studie in Deutschland: Goldbeck, Muche, Sachser, Tutus & Rosner, 2016). Langzeiteffekte bis zu zwei Jahre nach Abschluss der Therapie konnten gezeigt werden (Cohen, Mannarino & Knudsen, 2005; Goldbeck et al., 2016; Jensen, Holt & Ormhaug, 2017; Mannarino, Cohen & Deblinger, 2012; Tutus, Pfeiffer, Rosner, Sachser & Goldbeck, 2017). Die Wirksamkeit von weiteren Traumatherapien im Kinder- und Jugendbereich, wie z. B. die „Narrative Expositionstherapie" ((KID-)NET; Ruf, Schauer, Neuner, Catani, Schauer & Elbert, 2010), „Eye Movement Desensitization and Reprocessing" (EMDR; Shapiro, 1995), „Prolonged Exposure" für Adoleszente (PE-A; Foa, Hembree & Rothbaum, 2007) oder „Cognitive Processing Therapy" (CPT; König, Resick, Karl & Rosner, 2012; Resick & Schnicke, 1993), wurde bereits in einigen Studien nachgewiesen. Bisher gibt es keine Evidenz für die medikamentöse Behandlung der PTBS daher wird sie in den Leitlinien als alleinige Intervention nicht empfohlen (Flatten et al., 2011; National Institute for

Clinical Excellence, 2005). Bei starker komorbider Depression kann eine medikamentöse Unterstützung jedoch in Erwägung gezogen werden.

Neben Einzeltherapien wurden in den letzten Jahren niedrigschwellige Gruppeninterventionen, sog. „school- and community-based interventions" (Interventionen im Schul- und Gemeindekontext), mit traumatisierten Kindern und Jugendlichen erforscht. Gruppensettings haben im Vergleich zum Einzelsetting neben der Kosteneffizienz wichtige Vorteile, wie die Reduktion wahrgenommener Stigmatisierung und Diskriminierung, gegenseitige Unterstützung der Teilnehmenden während der Behandlung und das entstehende Gruppenzugehörigkeitsgefühl. Teilnehmende machen durch das Gruppensetting die Erfahrung, dass es anderen ähnlich geht mit ihrer Symptomatik und dass sie die oft herausfordernde Behandlung nicht alleine schaffen müssen. Diese Gruppeninterventionen basieren häufig auf kognitiv-behavioralen Konzepten und werden entweder durch Psychotherapeuten oder durch geschulte und supervidierte „Laien" (z. B. Lehrer, Jugendhilfemitarbeiter, ...) durchgeführt. Aktuelle Reviews und Metaanalysen haben gezeigt, dass diese Interventionen bezüglich der Reduktion von PTBS und Depression vielversprechend sind und vereinzelt sogar Langzeiteffekte aufweisen (Rolfsnes & Idsoe, 2011).

1.4 Kulturelle Aspekte bei jungen Flüchtlingen

Bei jungen Flüchtlingen handelt es sich meist um Personen mit anderen Kulturen, Traditionen, Religionen und Sprachen. Ein Großteil von Flüchtlingen kommt aus kollektivistischen Kulturen, welche im Gegensatz zu individualistischen (westlichen) Kulturen das Individuum vorrangig als Teil einer Gemeinschaft sehen, die Familie und das soziale Umfeld stehen im Vordergrund. Zudem hat die Beziehung meist Vorrang vor der Aufgabe und Meinungen werden häufig von der Ingroup vorgegeben (vgl. Hofstede, 2011). Eine kollektivistische Werteorientierung spiegelt sich auch in der Kommunikation wider. Menschen aus kollektivistischen Kulturen besitzen häufig einen „high context" Kommunikationsstil, bei welchem die Bekanntheit von Details vorausgesetzt wird und mehr indirekte Ausdrücke verwendet werden. Es handelt sich im Gegensatz zum in westlichen Kulturen („low context") vorherrschenden „linear-problemfokussierten" Stil um einen „einkreisend-annähernden" Kommunikationsstil, bei welchem Probleme nicht direkt benannt und thematisiert werden.

Das Krankheits- und Behandlungskonzept psychischer Störungen kann von dem der westlichen Gesellschaften abweichen. Beispielsweise wird Schmerz häufig als ganzheitlich erlebt, weshalb seelisches Leiden immer auch körperlich wahrgenommen und geschildert wird. Da Symptome unterschiedlich ausgedrückt werden können, kann es hilfreich sein, bildliche Ausdrucksweisen zu ergründen und in der eigenen Erklärung der Symptomatik auch Metaphern oder Bilder zu verwenden (vgl. „Wunden-Metapher" oder „Kleiderschrankmetapher" im Kapitel 2.6.3). Erkrankungen werden teilweise auch übernatürlichen Ursachen zugeschrieben (z.B. Besessenheit), die von außen kommen und meist Körper und Geist erfassen. Diesen Ursachen sollte man wertschätzend und neugierig begegnen, oftmals wird eine alternative (medizinische) Erklärung nur schwer akzeptiert. Häufig haben Kinder und Jugendliche auch Angst vor einer Stigmatisierung oder vor Vorurteilen anderer. Das Behandlungskonzept von psychischen Symptomen kann sich je nach Werteorientierung und Herkunft deutlich unterscheiden. Teilweise werden zur Behandlung psychischer Probleme Geistliche konsultiert oder spezielle Ärzte zu Rate gezogen. Hierbei ist es wichtig, dem Jugendlichen in der Psychoedukation (Sitzung 1) transparent zu erklären, was das eigene Behandlungskonzept bei psychischen Problemen ist und dieses mit dem des Jugendlichen wertungsfrei abzugleichen.

Generell sollten im Umgang mit Geflüchteten jedoch keine allgemeingültigen Aussagen über kulturell bedingte Verhaltens- und Erlebensweisen herangezogen werden. Vielmehr ist eine gewisse interkulturelle Kompetenz von Vorteil, um Stereotypisierungen oder Kommunikationsbarrieren zu vermeiden. Das Konzept der „interkulturellen Kompetenz" umfasst nach Gavrandiou und Abdallah-Steinkopff (2007) die Fähigkeit, nicht nur Unterschiede, sondern auch Gemeinsamkeiten zwischen den Kulturen wahrzunehmen und sich über mögliche kulturelle Unterschiede auszutauschen (Abdallah-Steinkopff; 2015). Darüber hinaus beinhaltet das Konzept auch die Kenntnis über eigene Werte, die Bereitschaft, sich mit eigenen Vorurteilen und Stereotypen auseinanderzusetzen, und die Anerkennung, dass die eigene Kultur nicht universell gültig ist.

Die kontinuierliche Reflektion eigener Wertvorstellungen, Stereotype und Vorurteile ist somit grundlegend in der Arbeit mit traumatisierten Flüchtlingskindern. Eine offene und wertfreie Haltung und eine gewisse Neugier für Besonderheiten in der Sprache, Mimik und Gestik wird empfohlen.

Kapitel 2
Manual zur Intervention

2.1 Einordnung „Mein Weg": Gestuftes Versorgungsmodell

Aktuell erhalten nur wenige der zum Teil schwer traumatisierten minderjährigen Flüchtlinge psychologische Hilfe. Grund dafür sind verschiedene Barrieren, welche einer adäquaten Behandlung entgegenstehen. Einerseits handelt es sich hierbei um strukturelle Barrieren wie das Fehlen von migrationsspezifischen Angeboten, ungünstige gesetzliche Bedingungen für Asylbewerber mit unsicherem Aufenthaltsstatus, lange Wartezeiten auf einen Therapieplatz oder die geringe Verfügbarkeit muttersprachlicher Therapeuten. Andererseits gibt es auch auf Seiten der Betroffenen Barrieren wie unzureichende Sprachkenntnisse, das Fehlen eines subjektiven Krankheitskonzeptes, Angst vor Stigmatisierung, mangelnde Kenntnisse über das deutsche Gesundheitssystem und Psychotherapie generell, sowie eine negative Einstellung gegenüber psychosozialen Behandlungen. Die Entwicklung weiterer (ökonomischer) Behandlungsmethoden, welche diese Barrieren überwinden, ist somit unbedingt notwendig.

Aufgrund der Vielzahl der Barrieren und der unterschiedlichen Bedürfnisse von Flüchtlingen empfehlen verschiedene Forschergruppen im deutschsprachigen Raum gestufte Versorgungsmodelle (engl. „stepped and collaborative care model"; Elbert, Wilker, Schauer & Neuner, 2017; Schneider, Bajbouj & Heinz, 2017). Einzelne Komponenten werden in der untenstehenden Abbildung 3 dargestellt. Die Grundidee dieser Versorgungsmodelle ist, in einem Umfeld mit limitierten Ressourcen (z. B. zu wenige Therapieplätze) Versorgungsangebote partizipativ, kultursensibel und bedarfsgerecht anzubieten. Jedes Individuum soll letztendlich das Hilfsangebot erhalten, das seinen aktuellen Bedürfnissen am besten entspricht. Hilfsbedürftige Menschen werden zunächst mit den üblichen Behandlungsangeboten versorgt und nur bei fehlender Wirksamkeit dieser Maßnahmen wird eine intensive, psychotherapeutische Behandlung initiiert.

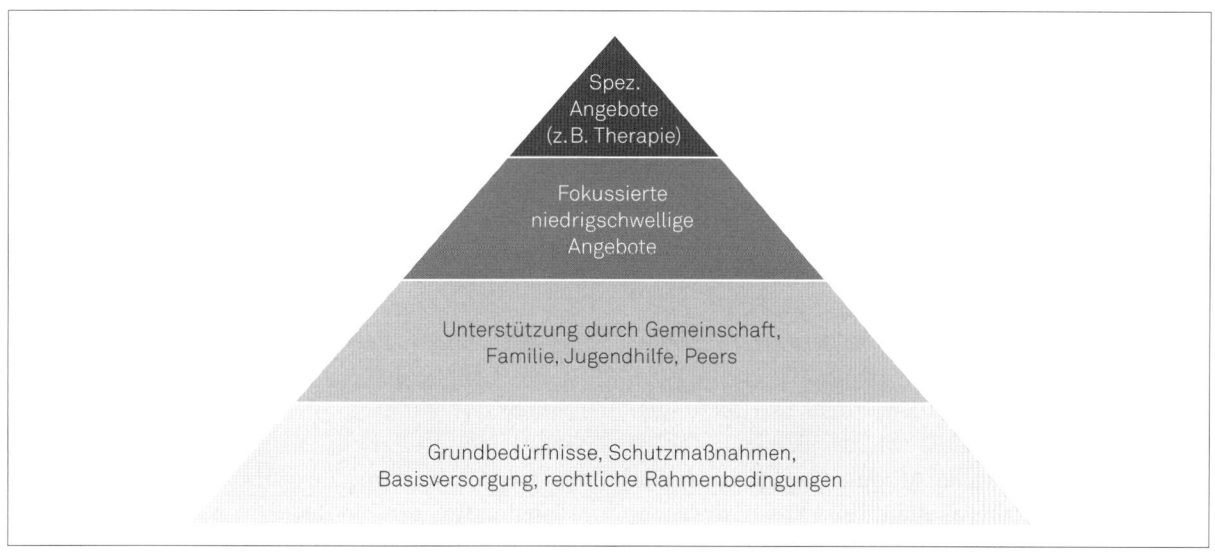

Abbildung 3: Darstellung eines gestuften Versorgungsmodells für Flüchtlinge, angelehnt an Schneider et al. (2017)

Die pädagogische traumafokussierte Gruppenintervention „Mein Weg" kann als eine Komponente in solch einem gestuften Versorgungsmodell für junge Flüchtlinge betrachtet werden. Die Intervention ist in diesem Modell als ein spezialisiertes Angebot (traumafokussiert) für junge Flüchtlinge mit mild-moderater Stresssymptomatik einzuordnen und wird durch Pädagogen durchgeführt. „Mein Weg" kann somit auch der Türöffner für eine Einzelintervention (z.B. Traumatherapie) sein und als mögliche Vorstufe einer psychotherapeutischen Behandlung durchgeführt werden.

2.2 Das Rational der Intervention „Mein Weg"

Die Ziele der traumafokussierten Gruppenintervention „Mein Weg" sind zum einen die Reduktion der posttraumatischen und depressiven Stresssymptomatik und zum anderen eine tiefgreifende Weiterbildung und Befähigung der Pädagogen (Jugendhilfemitarbeiter, Lehrer) im Umgang mit traumatisierten jungen Flüchtlingen. Die Inhalte der Intervention wurden von der evidenzbasierten Traumatherapie TF-KVT und allgemeinen Wirkfaktoren in der PTBS-Behandlung (vgl. Kapitel 1.3) abgeleitet und an die Zielgruppe „(unbegleitete) junge Flüchtlinge" sprachlich sowie kulturell angepasst. Des Weiteren wurden die Komponenten an ein Gruppenformat adaptiert, was Vorteile gegenüber dem Einzelsetting mitbringt (vgl. Kapitel 1.3). Gerade im Jugendalter spielen Peers (Gleichaltrige) eine wichtige Rolle, besonders wenn diese einen ähnlichen kulturellen und sozioökonomischen Hintergrund haben. Die Gruppendynamik ist somit ein sehr wichtiger Wirkfaktor der hier dargestellten Intervention. Aufgrund der häufigen Wohnortwechsel der Jugendlichen und der oftmals unsicheren Bleibeperspektive haben die Autoren die Intervention ganz bewusst als ein kurzzeitiges und abgeschlossenes Konzept entwickelt. Jeder Teilnehmende soll die Möglichkeit haben, an allen Terminen teilzunehmen. Die Hauptkomponenten der insgesamt sechs Sitzungen, die in sechs bis acht Wochen durchgeführt werden, umfassen Psychoedukation, Entspannung, das Traumanarrativ (graduierte Exposition/Konfrontation) und kognitive Umstrukturierung. Das „Herzstück" der Intervention ist das Traumanarrativ, die graduierte Exposition mit den Erinnerungen an die traumatischen Erlebnisse, welches über vier Sitzungen hinweg bearbeitet wird. Es wird dringend empfohlen die Intervention mit allen Modulen und Sitzungen in der im Manual angegebenen Reihenfolge durchzuführen, da die Inhalte stark aufeinander aufbauen. Die Sitzungen sind zeitlich chronologisch aufgebaut,

beginnend mit dem Leben im Heimatland und abschließend mit einem Blick in die Zukunft. Lediglich die Inhalte von Sitzung 1 (Psychoedukation und Entspannung) könnten auch unabhängig verwendet werden. Das Rational der einzelnen Komponenten und Sitzungen ist in Kapitel 2.6.3 und vor der jeweiligen Sitzung detailliert beschrieben. Die Inhalte werden anhand verschiedener Materialien (Workbooks, Karten, Gefühlskärtchen, etc.) vermittelt, welche an der entsprechenden Stelle im Manual eingeführt werden.

Die Gruppenintervention wurde vor dem Hintergrund individueller und kultureller Unterschiede sowie möglicher sprachlicher Barrieren der Teilnehmenden entwickelt. Deshalb sind die Inhalte meist ohne differenzierte Deutschkenntnisse durchführbar. Zum Sitzungsinhalt passende Grafiken (s. Psychoedukation oder Bauchatmung) sowie die Möglichkeit, Teile der Intervention in der eigenen Sprache zu bearbeiten (z.B. Einzelarbeit im Narrativ), erleichtern die Durchführung zusätzlich.

Die Gruppenintervention „Mein Weg" wurde speziell für (unbegleitete) junge Flüchtlinge von 13 bis 21 Jahren mit milden bis moderaten posttraumatischen Belastungssymptomen in Jugendhilfeeinrichtungen (und Schulen) entwickelt und evaluiert. Die Intervention hat sich bislang in folgendem Zeitfenster bewährt: Die Flüchtlinge sind zu Interventionsbeginn bereits seit sechs Monaten in Deutschland (Stabilisierung, Gewöhnung an Deutschland, grundlegende Deutschkenntnisse vorhanden). Außerdem können sie noch weitere drei Monate in der jeweiligen Einrichtung verbleiben und, wenn möglich, ist eine sichere Bleibeperspektive für die folgenden drei Monate in Aussicht.

Die Intervention kann auch mit begleiteten jungen Flüchtlingen durchgeführt werden sowie mit an die Jugendhilfe angebundenen jungen Flüchtlingen, die in einer Gemeinschaftsunterkunft leben. Man sollte hier aber auch die Besonderheiten im Alltag berücksichtigen (z.B. wenige bis keine Rückzugsmöglichkeiten). Die Intervention kann nicht mit traumatisierten Kindern und Jugendlichen ohne Migrationshintergrund durchgeführt werden, da besonders die Narrativ-Teile migrations-spezifisch sind.

Eine Limitation der Intervention ist, dass die Thematik „Asylverfahren" nicht speziell in einem dezidierten Modul thematisiert wird. Handlungsmöglichkeiten der Gruppenleiter zum Umgang mit belasteten Teilnehmern aufgrund ihrer unsicheren Bleibeperspektive oder des Erhalts eines Abschiebungsbescheides, werden nur kurz an verschiedenen Stellen im Manual adressiert. Der Fokus von „Mein Weg" liegt auf der Verarbeitung von traumatischen Erlebnissen und nicht auf dem Umgang mit dem Asylverfahren.

Bei hoher Belastung aufgrund aktueller Stressfaktoren, die ein narratives Arbeiten nicht möglich machen, sollte über eine Vorstellung bei einem Kinder- und Jugendpsychiater/Psychotherapeuten oder in einer Beratungsstelle nachgedacht werden.

2.3 Allgemeine Anwendungshinweise

Die Inhalte des Manuals basieren auf langjähriger Erfahrung sowohl in der (Trauma-)Therapie als auch in niedrigschwelligen traumafokussierten Gruppeninterventionen und umfassen die wesentlichen notwendigen Informationen zur Durchführung der Intervention „Mein Weg". Nach den allgemeinen Anwendungshinweisen wird jede einzelne Sitzung in drei Schritten detailliert dargestellt:

(1) Rational der Sitzung

(2) Durchführung mit den jeweils relevanten Materialien

(3) Mögliche Schwierigkeiten und Tipps

Die Intervention wird bereits seit drei Jahren in verschiedenen Jugendhilfeeinrichtungen implementiert und evaluiert (vgl. Kapitel 3). Die Autoren haben mit ihrem Team somit bereits mehr als 38 Gruppen begleitet und mehr als 86 Gruppenleiter geschult und supervidiert. Die bisherigen Erfahrungen mit der Intervention wurden in dieses Manual sorgfältig eingearbeitet.

2.3.1 Supervision: Klinische Begleitung der Durchführung

Trotz des umfassenden Manuals mit konkreten Anleitungen und Hilfestellungen hat die Erfahrung gezeigt, dass die Gruppendynamik durch die verschiedenen Teilnehmenden und Gruppenleiter bei jeder Durchführung sehr unterschiedlich ist und somit immer wieder neue Herausforderungen mit sich bringt. Die Intervention „Mein Weg" sollte deshalb nicht ohne Begleitung in Form von Super- oder Intervision durch einen psychologischen Fachdienst oder einen approbierten Kinder- und Jugendpsychotherapeuten mit Erfahrungen im Flüchtlingsbereich und traumafokussierter Arbeit durchgeführt werden. Das Manual wurde mit einer kontinuierlichen wöchentlichen Gruppensupervision evaluiert und soll folglich auch so angewendet werden. Wenn der Gruppenleiter bereits ein bis zwei Durchläufe der Intervention absolviert hat, kann das Supervisionsangebot in größeren zeitlichen Abständen in Anspruch genommen werden. Wir empfehlen an dieser Stelle besonders die zertifizierten „Mein Weg" Supervisoren, die zum einen sehr erfahrene Kliniker und Traumatherapeuten sind und zum anderen viel Erfahrung mit der Anleitung von „Mein Weg" haben. Sie haben das Projekt etwa zwei Jahre lang innerhalb der Evaluationsstudien begleitet (Kontakt: Thorsten Sukale (thorsten.sukale@uniklinik-ulm.de); Jun.-Prof. Dr. Miriam Rassenhofer (miriam.rassenhofer@uniklinik-ulm.de); Dr. Dipl.-Psych. Veronica Kirsch (info@psychotherapiepraxis-augsburg.de)).

2.3.2 Materialien zur Durchführung der Intervention

Neben dem Manual für Gruppenleiter umfasst die Intervention „Mein Weg" folgende Materialien:
- Dokumentationsformular (Modul 1 und 3)
- Ein Workbook für die Teilnehmenden (Inhalte für jede Sitzung)
- Sitzungsprotokolle für die Gruppenleiter (für jede Sitzung)
- 2 Landkarten (Sitzung 2)
- Urkunde (Sitzung 6)
- Gefühlskärtchen (Zusatzmaterialien)
- Kleiderschrankmetapher (Zusatzmaterialien)

Diese befinden sich im Anhang bzw. auf der beiliegenden CD-ROM und werden im Manual entsprechend beschrieben. Die Materialien werden vor jeder Sitzung von den Gruppenleitern entsprechend zusammengestellt und vorbereitet. Die sitzungsrelevanten Materialien werden den Teilnehmenden an passender Stelle ausgeteilt und am Ende jeder Sitzung eingesammelt. Am Ende der Gruppenintervention können alle Materialien dem Teilnehmenden z. B. in einer Mappe überreicht werden. Dies sollte den Teilnehmenden bereits in der ersten Sitzung kommuniziert werden.

2.4 Eingangsüberlegungen

2.4.1 Gruppenzusammensetzung

Es sollte vorab sichergestellt werden, dass alle Teilnehmer über den kompletten Zeitraum hinweg teilnehmen können. Aus folgenden Gründen ist dies wichtig: (1) Die Intervention ist modular aufgebaut und die Inhalte bauen aufeinander auf, (2) eine Unterbrechung der narrativen Arbeit kann belastend für die Teilnehmer sein und (3) kann sich der Verlust eines Gruppenmitglieds negativ auf die Gruppendynamik auswirken. Die Planung der Gruppengröße zu Beginn ist sehr wichtig. Eine Gruppe sollte aus drei bis fünf Teilnehmenden bestehen. Besonders in den Narrativsitzungen soll die Möglichkeit für Einzelgespräche zwischen Teilnehmenden und Gruppenleitenden gegeben sein, weshalb die Gruppengröße fünf Teilnehmende nicht überschreiten sollte. Die Durchführung der Intervention mit insgesamt fünf Jugendlichen kann unter Umständen herausfordernd sein, da die Sitzungen sehr lang werden können. Wie bei anderen Gruppenangeboten, muss auch bei „Mein Weg" damit gerechnet werden, dass Jugendliche die Teilnahme vorzeitig beenden (sog. „Drop outs"). Studien haben gezeigt, dass durchschnittlich etwa 25 % der Teilnehmenden ein Gruppenangebot vor Ende der letzten Sitzung abbrechen. Dies ist normal und kann verschiedene Gründe haben, wie Zeitmangel, Bedarf für eine Einzelintervention oder Motivationsverlust. Wir empfehlen daher mit mindestens drei Teilnehmenden zu starten, da bei zwei Teilnehmenden der eigentliche Gruppeneffekt sehr klein sein kann und es für die Teilnehmenden anstrengender sein kann, da sie mehr im Fokus der Gruppenleiter stehen. Die Teilnehmenden dürfen sich untereinander bereits kennen, das ist jedoch keine Voraussetzung für die Gruppenbildung. Auf eine gute Arbeitsatmosphäre innerhalb der Gruppe sollte geachtet werden.

Im „Mein Weg" Projekt wurden bereits einige Gruppen mit männlichen und weiblichen Teilnehmenden zusammen durchgeführt, was in den meisten Fällen sehr gut funktioniert hat. Bei gemischten Gruppen sollte man beim Teilen des Narrativs im Blick behalten, dass Themen auch schambesetzt sein können. Dies hat mit den inhaltlichen Themen wie beispielsweise sexuellen Übergriffen zu tun, aber auch mit kulturellen Themen bzgl. des Unterschiedes zwischen Mann und Frau. Dies sollte für beide Geschlechter beachtet werden, und eventuell müssen Teilnehmende auch geschützt werden, indem bestimmte Inhalte aus den gemeinsamen Gruppensitzungen herausgehalten werden (z.B. Teile des Narrativs außerhalb der Sitzungen erarbeiten). Gemischte Gruppen können aber auch zu korrigierenden Beziehungserfahrungen führen: Die Jugendlichen machen wichtige Erfahrungen im Umgang mit dem jeweils anderen Geschlecht. Das jeweilige Frauenbild und die Rolle der Frau sollte immer im spezifischen Kontext betrachtet werden.

2.4.2 Gruppenleitung

Jede Gruppe wird von genau zwei Gruppenleitern durchgeführt. Diese bereiten die Sitzung gemeinsam vor, füllen die Sitzungsprotokolle nach jeder Sitzung aus und stellen insgesamt sicher, dass sich die Durchführung am Manual orientiert. Es müssen immer zwei Gruppenleiter bei den Sitzungen dabei sein, damit

die einzelnen Teilnehmenden die Möglichkeit zu einem Einzelgespräch haben. Außerdem können sich die Gruppenleiter während der Sitzungen gegenseitig unterstützen und Aufgaben aufteilen. Beispielsweise kann ein Gruppenleiter für das Einhalten der Zeit zuständig sein und ein Gruppenleiter für die Bearbeitung der Inhalte. Mehr als zwei Gruppenleiter sind nicht notwendig, dies erschwert die Koordination und ist für die Teilnehmenden eher überfordernd als hilfreich. Die Gruppenleiter sollten, wenn möglich, über den gesamten Durchlauf dieselben Personen sein, somit muss vorher geklärt werden, ob Urlaube oder andere Termine dies behindern könnten. Die bisherige Erfahrung mit „Mein Weg" hat gezeigt: Je mehr Gruppen einzelne Gruppenleiter durchgeführt haben, desto routinierter ist ihr Umgang mit den Inhalten, mit schwierigen Gruppenkonstellationen und den zeitlichen Abläufen. Die Zusammenarbeit zwischen erfahrenen und unerfahrenen Gruppenleitern hat sich bewährt und wird besonders von den unerfahreneren Gruppenleitern als hilfreich empfunden. Die Jugendlichen werden von den Gruppenleitern am besten durch eine Grundhaltung unterstützt, die unter anderem durch diese Punkte geprägt ist: Erklären, verstehen, akzeptieren.

2.4.2.1 Psychohygiene der Gruppenleitung

Für die Gruppenleiter kann die Durchführung der Intervention, samt Traumanarrativ, herausfordernd und teilweise auch bedrückend sein. Vor- und Nachbereitung, Durchführung der eigentlichen Sitzungen und Teilnahme an Supervision bzw. Intervision nehmen erfahrungsgemäß viel Zeit in Anspruch. Der einzelne Gruppenleiter sollte sich deshalb vorab genau überlegen, ob ihm das Anbieten des Gruppenangebots in Anbetracht der aktuellen individuellen Ressourcen möglich ist, oder ob es zu einer (emotionalen) Überforderung im Arbeitsalltag führen könnte. Es kann hilfreich sein, sich vorab Strategien zu überlegen, um mit anstrengenden Situationen zurecht zu kommen. Empfehlenswert ist, genügend Zeit nach jeder Sitzung einzuplanen, um die Sitzung, die Eindrücke, die eigene Befindlichkeit etc. gemeinsam nachbesprechen zu können. Das Ausfüllen des Sitzungsprotokolls wurde hierfür bisher sehr gerne als Ausgangspunkt genutzt. Von bisherigen Gruppenleitern wurde außerdem häufig rückgemeldet, dass es hilfreich ist, sich am Tag der Sitzung genügend Freiräume zu schaffen, indem man beispielsweise weniger Termine vereinbart und die telefonische Erreichbarkeit zeitlich begrenzt. Für den Feierabend kann es hilfreich sein, eine schöne, positive und/oder entspannende Aktivität für sich zu planen. Auch die Inter- und Supervision kann und sollte für die emotionale Entlastung genutzt werden.

Beispiele für die eigene Psychohygiene:
- Eigene Grenzen erkennen und akzeptieren, d.h. Abwägen, ob die Intervention gerade tragbar ist, eigene zeitliche Freiräume durch weniger Termine, „Nichterreichbarkeit" (Handy) schaffen
- Nachbesprechen der jeweiligen Sitzungen direkt im Anschluss mit dem Kollegen
- Kollegialer Austausch in der Intervision
- Supervision
- Achtsamkeitsübungen
- Abgrenzungsrituale (z.B. mit dem Abschließen des Gruppenraumes das Nachdenken über die Intervention für den Rest des Tages beenden)
- Entspannungstechniken (z.B. PMR nach Jacobson, Bauchatmung (s. Sitzung 1) oder autogenes Training)
- positive Aktivitäten (z.B. Freunde treffen, Musik hören, etc.)
- Stressabbau durch sportliche Aktivitäten
- Abendritual: Was war heute gut? (Liste erstellen was an diesem Tag gut gelaufen ist)
- Gedanklichen Fokus auf die Stärke und den Mut der teilnehmenden Flüchtlinge legen, die trotz ihrer Erfahrungen unglaublich viel erreicht haben, schöne Momente haben, auch lachen und ihr Leben in vielen Bereichen gut leben können
- „stille Viertelstunde": Nehmen Sie sich nach der Arbeit eine Viertelstunde Zeit, um den Tag/die Sitzung nochmals gedanklich durchzugehen und schließen Sie die Gedanken nach 15 Minuten ab.

2.4.3 Einbezug der Bezugspersonen

Eine enge und transparente Zusammenarbeit zwischen Gruppenleitern und Bezugspersonen der Teilnehmenden ist von Vorteil, da dies die Durchführbarkeit der Intervention erleichtert. Das Informieren der Bezugspersonen über das Rational und die Inhalte von „Mein Weg" steigert deren Akzeptanz und trägt zur Unterstützung des Vorhabens bei. Zu wissen, was die von ihnen betreuten Jugendlichen in den Gruppensitzungen von „Mein Weg" machen, und vor allem zu welchem Zweck und mit welchem Ziel sie dies tun (Rational der Narrativarbeit), motiviert die Bezugspersonen, die Jugendlichen an die Gruppentermine zu erinnern und sie nach der Sitzung nach ihrem Befinden zu fragen. Bezugspersonen sollten außerdem über die PTBS-Symptomatik aufgeklärt werden, um eine Sensibilisierung für die Symptome der Jugendlichen zu erreichen. Hierfür können die Materialien aus Sitzung 1 verwenden. Die

Screening- und Evaluationsergebnisse können in diesem Kontext auch in Absprache mit den Jugendlichen kommuniziert werden (vgl. Kapitel 2.5 und 2.7). Darüber hinaus sollten Betreuer auch über mögliche „Nebenwirkungen" der Intervention informiert werden. Hiermit ist gemeint, dass die Symptomatik zu Beginn der Narrativarbeit im Alltag zunehmen kann und die Jugendlichen nach den Sitzungen erschöpft sein können. Es sollte klar kommuniziert werden, dass dieser Effekt bei Konfrontation mit den Erlebnissen normal und ein notwendiger Teil des Heilungsprozesses ist (vgl. Kapitel 2.6.3), damit die Bezugspersonen die Jugendlichen unterstützen und motivieren, „dran" zu bleiben, auch wenn es anstrengend ist. Ein Gesprächsangebot durch die Bezugspersonen nach der Sitzung kann sehr hilfreich für die Jugendlichen sein. Außerdem können die Bezugspersonen die aktuelle Belastung der Jugendlichen so besser einordnen und haben nicht das Gefühl, ihre Jugendlichen vor der Intervention „schützen" zu müssen.

Es ist wichtig, über die Interventionsinhalte zu informieren. Vorsicht ist allerdings bei personenspezifischen Inhalten geboten. In der ersten Sitzung werden Regeln formuliert, u.a. Themen wie Schweigepflicht (Interventionsinhalte werden nicht nach außen getragen), an die sich auch die Gruppenleiter halten müssen. Daraus ergibt sich, dass Gruppenleiter das generelle Interventionskonzept und organisatorische Themen mit den Bezugspersonen besprechen sollten, nicht aber die Inhalte der einzelnen Teilnehmenden (Traumanarrativ etc.). Die Gruppensitzungen finden in jedem Fall ohne die Bezugsbetreuer statt, nur zur Graduierungsfeier (Sitzung 6) können Bezugspersonen in Absprache mit allen Teilnehmenden eingeladen werden.

2.4.4 Zeitliche Struktur der Sitzungen

Die Sitzungen finden in wöchentlichen Abständen statt. Jede Sitzung dauert etwa 90 Minuten. Die letzte Sitzung mit der Graduierungsfeier kann diesen Zeitrahmen auch überschreiten. Eine Unterbrechung der Intervention von mehr als 2 Wochen schadet dem inhaltlichen Arbeiten und reduziert erwünschte Gruppeneffekte. Deshalb sollten die Termine vorab festgelegt und Ferien oder Feiertage beachtet werden.

Es kommt vor, dass einzelne Teilnehmende bei einem Sitzungstermin fehlen. Die Inhalte können im Laufe der Woche bis zur nächsten Sitzung durch einen Gruppenleiter mit dem Teilnehmenden einzeln nachgearbeitet werden. Wenn möglich, sollten sie jedoch keine Sitzung direkt vor der nächsten Gruppensitzung nachholen, da es für den einzelnen Teilnehmenden (und den Gruppenleiter) sonst viel Inhalt in relativ kurzer Zeit ist. Einerseits können sich die Informationen bei dem Teilnehmenden nicht „setzen", er hat keine Zeit es zu „verdauen" und wirken zu lassen, andererseits wird es durch die Menge an Input und Zeit anstrengender als notwendig. Es besteht dann die Gefahr, dass der Teilnehmende die ganze Intervention als übermäßig anstrengend empfindet und nicht mehr kommen möchte.

2.4.4.1   Vor- und Nachbereiten der Sitzung

Das Vor- und Nachbereiten der Sitzungen kann vor allem bei der ersten Durchführung sehr hilfreich, aber auch zeitintensiv sein. Planen Sie vor der anstehenden Sitzung genügend Zeit ein, um mit Ihrem Gruppenleiter-Partner die Inhalte ausführlich vorzubereiten und nach der Sitzung anhand des Sitzungsprotokolls wichtige Inhalte und das eigene Empfinden in Bezug auf die Sitzung zu reflektieren. Es kann hilfreich sein, vorab den genauen Ablauf der Sitzung aufzuschreiben und an einem Flipchart oder einer Tafel für die ganze Gruppe festzuhalten. Somit bekommen die Teilnehmenden eine Idee, was in der jeweiligen Sitzung inhaltlich auf sie zukommt und welche Funktion die einzelnen Bausteine der Sitzung haben. Das gemeinsame Ausfüllen der Sitzungsprotokolle nach der Sitzung kann einen Leitfaden zur Nachbesprechung darstellen und erleichtert den Austausch in der Supervision/Intervision.

Die Auswahl der Räumlichkeiten, in denen die Intervention stattfindet, ist sehr wichtig und sollte vorab organisiert/geklärt werden. Ein geschützter Raum, in welchem die Jugendlichen sich wohl fühlen und nicht gestört werden, ist für eine gute Atmosphäre förderlich. Es bietet sich auch an, weitere Räume in der Nähe vorzubereiten, in welche sich die Jugendlichen für die Einzelarbeit zurückziehen können. Es hat sich bewährt, die Gruppensitzungen immer im gleichen Raum durchzuführen, damit eine vertraute und angenehme (Arbeits-)Atmosphäre entsteht.

2.4.4.2   Sitzungsprotokolle

Für jede Sitzung gibt es ein spezifisches Sitzungsprotokoll, welches direkt nach der Sitzung von den Gruppenleitern ausgefüllt und den Supervisoren zur Verfügung gestellt werden kann. Somit können die Gruppenleiter nochmals gemeinsam für sich rekapitulieren, wie die Sitzung verlief. Gleichzeitig erhalten die Supervisoren einen ersten Eindruck über den Verlauf der Sitzung und können die Supervision entsprechend vorbereiten. Das Ausfüllen des Sitzungsprotokolls haben die Gruppenleiter bisher immer als sehr hilfreich empfunden, auch um nach schwierigen Themen in den Alltag zurückzufinden. Bisher wurden die Sitzungsprotokolle in jeder Durchführung genutzt, mit viel Akzeptanz und Begeisterung.

2.5   Modul 1: Belastungseinschätzung vor der Gruppendurchführung (Evaluation, Teil 1)

Vor und nach der Gruppendurchführung werden jeweils die bei den Jugendlichen auftretenden Symptome in ihrer Häufigkeit und Stärke eingeschätzt. Das Vorgehen wird in den Modulen 1 und 3 beschrieben. Die Belastungseinschätzung ist eine Hauptkompo-

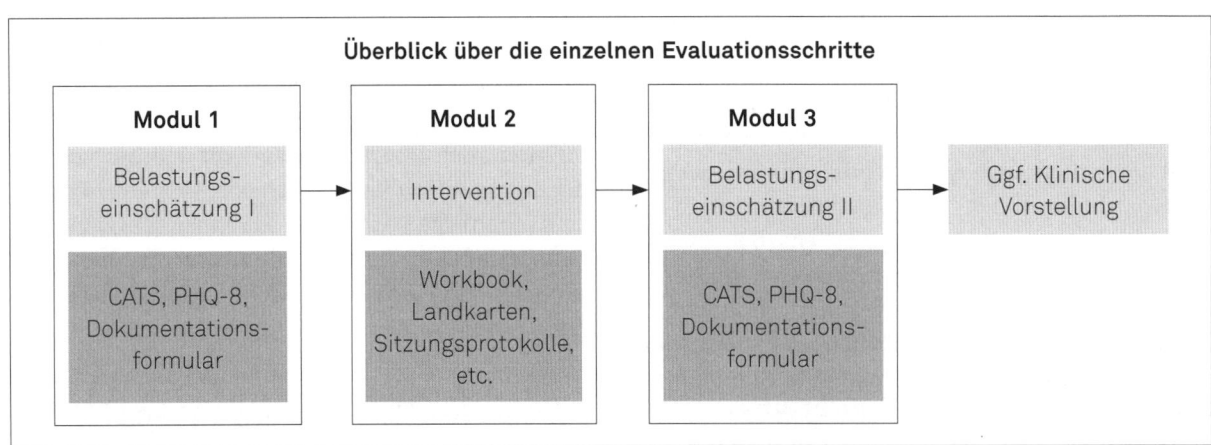

Abbildung 4: Gesamt-Durchführung „Mein Weg" mit Materialien (untere Kästen)

nente in der Durchführung von „Mein Weg". Sie dient dem Symptom-Monitoring bei den einzelnen Teilnehmenden und der Qualitätssicherung bei der Durchführung der Intervention. Wie in Abbildung 4 dargestellt, wird mit Fragebögen (s.u.) die Symptomhäufigkeit und -schwere der einzelnen Jugendlichen vor und nach der Intervention überprüft. Der Vergleich der Ergebnisse vor und nach der Intervention gibt Aufschluss darüber, ob der Jugendliche von der Intervention profitiert hat und/oder ob er noch weiteren Hilfebedarf, z.B. in Form einer psychiatrisch-psychotherapeutischen Untersuchung und Behandlung hat. Die Ergebnisse können im Dokumentationsformular (s.u.) festgehalten werden.

Die Evaluation dient zusätzlich dem Qualitätsmanagement. Wenn sich bei einem Großteil der Teilnehmenden keine Veränderung in der Symptomatik abzeichnet, sollte die jeweilige Durchführung der „Mein Weg"-Intervention näher betrachtet und auf mögliche defizitäre Faktoren hin analysiert werden. Hierzu können auch gerne die Autorin des Manuals oder die zertifizierten Supervisoren kontaktiert/eingeladen werden.

Im Folgenden wird das erste Modul der Intervention „Mein Weg" detailliert dargestellt. Die Belastungseinschätzung umfasst ein initiales Screening anhand von Fragebögen. Der Begriff „Screening" beschreibt eine Kurzbefragung und ersetzt keine klinische Diagnostik, wie sie bei einem Psychotherapeuten erfolgen kann. Das Screening dient der standardisierten Belastungseinschätzung und ermöglicht die Unterscheidung von Jugendlichen mit niedriger, mittlerer oder hoher psychischer Belastung. Erfasst werden posttraumatische Stresssymptome und depressive Symptome, also die Bereiche, in denen junge Flüchtlinge häufig Schwierigkeiten aufweisen.

2.5.1 Materialien

1. Dokumentationsformular
2. Fragebogen 1: Child and Adolescent Trauma Screen (CATS)
3. Fragebogen 2: Gesundheitsfragebogen für Patienten 8 (PHQ-8)

Alle Materialien werden sowohl in Modul 1 als auch in Modul 3 verwendet. Die einzelnen Materialien und die Durchführung des Screenings werden im Folgenden genauer dargestellt. Das Dokumentationsformular finden Sie im Anhang bzw. auf der beiliegenden CD, die Fragebögen online zum Download.

2.5.1.1 Dokumentationsformular

Das Dokumentationsformular (Seite 1) wird als Überblick und Protokoll der durchgeführten Screenings verwendet. Sobald ein Screening mit einem Jugendlichen stattgefunden hat, wird die Tabelle ausgefüllt. Neben der initialen Belastungseinschätzung wird das Dokumentationsformular auch zur Vergleichsmessung (vgl. Kap. 2.7) verwendet.

2.5.1.2 Fragebogen 1: Child and Adolescent Trauma Screen (CATS)

Der CATS-Fragebogen ist ein kurzes, frei zugängliches Screeninginstrument, welches auf den DSM-5-Kriterien der Posttraumatischen Belastungsstörung (PTBS) basiert (vgl. Kapitel 1.1). Es erfasst potenziell traumatische Erlebnisse und posttraumatische Belastungssymptome. Der CATS-Fragebogen ersetzt keine umfassende klinische Einschätzung! Der Fragebogen wurde von einer internationalen Forschergruppe entwickelt und validiert und zeigt zufriedenstellende psychometrische Gütekriterien (Sachser et al., 2017). Im Rahmen des Projektes „Mein Weg" wurde der CATS in mehrere Sprachen übersetzt bzw. verwendet: Deutsch, Englisch, Norwegisch, Spanisch, Französisch, Arabisch, Dari, Farsi, Tigrinya, Paschtu.

Neben der Einschätzung des Jugendlichen kann auch ein Fremdurteil, also eine Einschätzung des Bezugsbetreuers oder einer nahestehenden Person eingeholt werden. Der Fragebogen ist auf Deutsch verfügbar und umfasst dieselben Fragen, d.h. die Bezugsperson schätzt die Symptome des Jugendlichen aus ihrer Perspektive ein. Das ermöglicht den direkten Vergleich (Frage für Frage) zwischen Selbst- und Fremdurteil.

Der Fragebogen ist online frei verfügbar und kann für die Gruppenleiter einfach heruntergeladen werden: https://ulmer-onlineklinik.de/course/view.php?id=1701. Falls Sie Schwierigkeiten haben, auf die Fragebögen zuzugreifen, können Sie sich auch an die Autorin dieses Manuals wenden (elisa.pfeiffer@uniklinik-ulm.de).

Anwendung

Zunächst geben die Befragten in der *Event Checklist* auf Seite 1 an, welche potenziell traumatischen Ereignisse sie erlebt haben. Auf einer Liste von 15 Erlebnissen können sie „ja" für *habe ich erlebt* und „nein" für *habe ich nicht erlebt* ankreuzen. Für diejenigen, die kein mögliches traumatisches Ereignis angeben, ist die Befragung abgeschlossen. Diejenigen, die mindestens ein traumatisches Ereignis bejahen, können anschließend angeben, welches Ereignis sie aus derzeitiger Sicht als am meisten belastend empfinden. Anschließend bearbeiten die Jugendlichen die Fragen auf Seite 2. Für jedes der 20 Belastungssymptome auf Seite 2 wird auf einer Skala von 0 bis 3 angegeben, wie häufig das Symptom in den letzten zwei Wochen aufgetreten ist. 0 bedeutet hierbei „nie", 1 „selten", 2 „oft" und 3 „fast immer". Der Fragebogen kann von den Jugendlichen selbstständig ausgefüllt werden, jedoch ist es von Vorteil, wenn eine Bezugsperson dabei ist, um bei möglichen Verständnisfragen oder sprachlichen Problemen helfen zu können.

Auswertung

Die vierstufigen Antwortskalen auf Seite 2, welche die posttraumatischen Stresssymptome abbilden, geben Hinweise auf die Häufigkeit und den Schweregrad jedes Symptoms. Ein Gesamtsymptomscore wird berechnet, indem die Werte der Items 1 bis 20 addiert werden (mögliche Spannweite = 0–60). Ein Wert von ≥21 gibt einen Hinweis auf eine klinisch bedeutsame Symptomatik. Die Summenwerte können in drei Gruppen eingeteilt werden:

Grüne Gruppe: Bei einem Summenwert <15 liegen keine oder nur geringe Belastungssymptome vor.

Gelbe Gruppe: Ein Summenwert zwischen 15 und 25 zeigt eine mittlere Belastung an.

Rote Gruppe: Bei einem Summenwert >25 liegen Hinweise auf eine starke Belastung vor. In diesen Fällen sollte eine psychiatrisch-psychotherapeutische Untersuchung in einer Klinik für Kinder- und Jugendpsychiatrie/Psychotherapie (KJPP) in Betracht gezogen werden. Bei dieser Untersuchung sollte außerdem unbedingt Suizidalität und ein Notfallprozedere besprochen werden.

Auch in der grünen und gelben Gruppe können Jugendliche (akute) Suizidgedanken haben. Wenn der Jugendliche sich diesbezüglich äußert und/oder Bezugsbetreuer den dringenden Verdacht haben, wird eine Vorstellung in einer Kinder- und Jugendpsychiatrie empfohlen, unabhängig von den Fragebogen-Werten.

2.5.1.3   Fragebogen 2: Gesundheitsfragebogen für Patienten 8 (PHQ-8)

Der Screening-Fragebogen PHQ-8 ist ein kurzer standardisierter Fragebogen zur Erfassung von depressiven Symptomen. Dieser Fragebogen ist die Kurzversion des PHQ-9 (Kroenke, Spitzer & Williams, 2001), welcher zufriedenstellende psychometrische Gütekriterien umfasst. Der PHQ-9 ist ein weit verbreiteter Fragebogen und in vielen Sprachen verfügbar. Ähnlich wie im CATS erfassen die Fragen die Symptomatik der letzten 2 Wochen.

Der Fragebogen ist online frei verfügbar und kann für die Gruppendurchführung einfach in passender Sprache heruntergeladen werden: https://www.phqscreeners.com/select-screener/36. Falls Sie Schwierigkeiten haben, auf die Fragebögen zuzugreifen, können Sie sich auch an die Autorin wenden (elisa.pfeiffer@uniklinik-ulm.de)

Anwendung

Der Jugendliche kann den Fragebogen selbstständig ausfüllen. Die einzelnen Fragen werden auf einer Skala von 0 bis 3 beantwortet. Dabei bedeutet 0 „*Überhaupt nicht*", 1 „*An einzelnen Tagen*", 2 „*An mehr als der Hälfte der Tage*" und 3 „*Beinahe jeden Tag*".

Auswertung

Um den Schweregrad der depressiven Symptomatik zu bestimmen wird aus allen Antworten ein Summenwert gebildet, der zwischen 0 und 27 liegen kann. Wiederum können drei Gruppen unterschieden werden:

Grüne Gruppe: Bei einem Summenwert <8 liegt keine oder lediglich eine milde depressive Symptomatik vor.

Gelbe Gruppe: Bei einem Summenwert zwischen 9 und 13 besteht eine mäßig ausgeprägte depressive Symptomatik.

Rote Gruppe: Bei einem Summenwert von >14 besteht eine ausgeprägte depressive Symptomatik. Bei diesen Kindern/Jugendlichen wird eine klinische Abklärung durch Fachkräfte einer Klinik für Kinder- und Jugendpsychiatrie/Psychotherapie empfohlen (vgl. entsprechende Hinweise beim CATS-Fragebogen).

Falls Sie eine umfassendere Einschätzung der aktuellen Belastung und Schwierigkeiten im Alltag wünschen, empfehlen wir Ihnen das Online-Portal „PORTA Refugees" (https://porta-refugees.de/). Es beinhaltet neben dem CATS und PHQ-8/9 noch weitere Fragebögen in häufigen Muttersprachen von minderjährigen Flüchtlingen. Eine parallele Einschätzung durch die Betreuer ist möglich. Diese ausführliche Einschätzung kann sowohl für Belastungseinschätzung I als auch für die Belastungseinschätzung II verwendet werden.

2.5.2 Durchführung einer Belastungs-einschätzung

Im Folgenden werden die Abläufe kursorisch dargestellt:

1. Mit dem Jugendlichen und ggf. Betreuer einen Termin zum Screening vereinbaren.
2. Fragebögen (CATS, PHQ-8) für jeden Jugendlichen in der jeweils passenden Sprache vorbereiten, Dokumentationsformular bereitlegen.
3. Mit dem Jugendlichen die Notwendigkeit des Screenings besprechen.

Beispiel: „Wir möchten gerne herausfinden, wie wir dir noch *besser helfen können*. Fülle hierfür bitte diese *zwei Fragebögen* aus. Lies dir zunächst die *Anweisung oben auf der Seite* durch. Lies dann jede Frage aufmerksam durch und antworte so, wie es für dich zutrifft. Es gibt *keine richtigen oder falschen* Antworten. Wenn du dir bei einer Frage nicht sicher bist, was du ankreuzen sollst, dann antworte so, wie es am ehesten für dich stimmt. Wenn du einzelne Fragen nicht verstehst, kannst du mich *jederzeit fragen*."

4. Nach dem Ausfüllen den Jugendlichen loben für seine Bemühungen.
5. Summenwerte ausrechnen, alle Daten ins Dokumentationsformular eintragen.
6. Sofortige Rückmeldung der Ergebnisse an den Jugendlichen sowie den (Bezugs-) Betreuer und ggf. Vormund, wenn der Teilnehmende damit einverstanden ist.

Unabhängig von der Gruppenzuteilung kann jeder motivierte junge Flüchtling an der Intervention teilnehmen, da „Mein Weg" sowohl der Symptomreduktion als auch der Symptomprävention dient. Der abgefragte Zeitraum der Fragebögen umfasst zwei Wochen. *Da man erfassen möchte, wie es den Jugendlichen direkt vor der Intervention geht, sollten die Fragebögen erneut ausgefüllt werden, falls der Gruppenstart nicht in den nächsten zwei Wochen geplant ist. Die Fragebögen werden im Anschluss an die Intervention erneut ausgefüllt (vgl. Kapitel 2.7).*

2.6 Modul 2: Sitzungsinhalte

2.6.1 Inhaltliche Struktur der Sitzungen

Die einzelnen Sitzungen folgen immer dem gleichen Format:

- Begrüßung und Blitzlicht (5 Minuten)
- Wiederholung der vorherigen Sitzung und Besprechung der Hausaufgaben (10-15 Minuten)
- Inhalt der jeweiligen Sitzung (60-70 Minuten)
- Abschlussritual (5 Minuten)

Die Begrüßung und das Blitzlicht dienen der atmosphärischen Gestaltung. Den Teilnehmenden soll deutlich gemacht werden, dass sie sich in einem geschützten Rahmen befinden und eine „Arbeitsphase" beginnt. Dies kann durch ein Anfangsritual sein, wie zum Beispiel einer Eröffnungsrunde: Ein Gegenstand kann von Teilnehmenden zu Teilnehmenden gereicht werden, die Person, die den Gegenstand in der Hand hat, berichtet von ihrem bisherigen Tagesverlauf. Oder jeder nimmt sich ein Gefühlskärtchen (Bilder mit Gefühlen, siehe Anhang bzw. CD) und beschreibt, wie er oder sie sich gerade fühlt.

Eine Wiederholung der vorangegangenen Sitzung dient ab der zweiten Sitzung der Verknüpfung und der Vertiefung bereits gelernter Inhalte. Die Psychoedukation kann zu Beginn einer jeden Sitzung kurz wiederholt werden, um sicherzustellen, dass alle Teilnehmenden die Inhalte verstanden und verinnerlicht haben. In der ersten Sitzung sollte die Anfangsphase zum Kennenlernen genutzt werden, insbesondere wenn die Gruppenteilnehmer einander noch unbekannt sind. Manche Sitzungen beinhalten Hausaufgaben, die in den nachfolgenden Sitzungen besprochen werden. Anschließend werden die jeweiligen Sitzungsinhalte durchgeführt.

Am Ende jeder Sitzung wird ein von der Gruppe verabredetes „Abschlussritual" durchgeführt. Das Abschlussritual hat das Ziel, das jeweilige inhaltliche Thema der Sitzung abzuschließen, den Transfer bzw. den Übergang in den Alltag zu erleichtern und eventuelle Anspannung zu reduzieren. Beispiele für das Abschlussritual sind: Gemeinsam Musik machen/hören, Tee trinken, Bauchatmung machen, Tanzen,

was Nettes über den Nachbarn sagen oder ein Ge-
sellschaftsspiel spielen. Ein Spiel (Brett- oder Ge-
sellschaftsspiel, Spiele mit Bewegung etc.) als Abschlussritual wurde von den Teilnehmenden stets
gut angenommen, da sie so gut Abstand von den Sit-
zungsinhalten nehmen und sich nicht nur gedanklich, sondern auch räumlich/körperlich abgrenzen
konnten. In jeder Sitzung, vor allem in den Narrativsitzungen, ist es wichtig, genügend Zeit für das
Abschlussritual einzuplanen. Auch wenn die Zeit
manchmal knapp ist, ist es unerlässlich, sich hierfür
mindestens 10 Minuten Zeit zu nehmen, damit alle
entlastet nach Hause gehen können. Somit erhalten
die einzelnen Sitzungen einen festen Rahmen, und
die Entspannung wird gefördert. Das Abschlussritual dient dazu, dass die Teilnehmenden gut zurück
in ihren Alltag gehen können. Hierbei darf es gerne
auch lustig zugehen!

2.6.1.1 Übersicht der einzelnen Sitzungen

Tabelle 3: Übersicht über die Inhalte der einzelnen Sitzungen

Sitzung	Inhalt
1	Kennenlernen, Vorstellung des Programms, Psychoedukation, Entspannung
2	Meine Geschichte I: „Mein Leben in der Heimat" und „Meine Flucht nach Deutschland"
3	Meine Geschichte II: „Mein schlimmstes Erlebnis"
4	Meine Geschichte III: „In Deutschland – in Sicherheit"
5	Meine Geschichte IV: Brief schreiben
6	Zukunftswünsche und -pläne, Rückfallprophylaxe, Graduierungsfeier

Im Folgenden werden alle Sitzungen inhaltlich dargestellt. Vor jeder Sitzung finden Sie einen Zeitplan;
dieser dient der groben Orientierung und zeigt den
Fokus jeder Sitzung. Der Zeitplan muss nicht ganz
genau eingehalten werden, sondern soll eher als Leit-
linie genutzt werden.

2.6.2 Sitzung 1; Fokus: Psychoedukation und Bauchatmung

Zeitliche Planung:

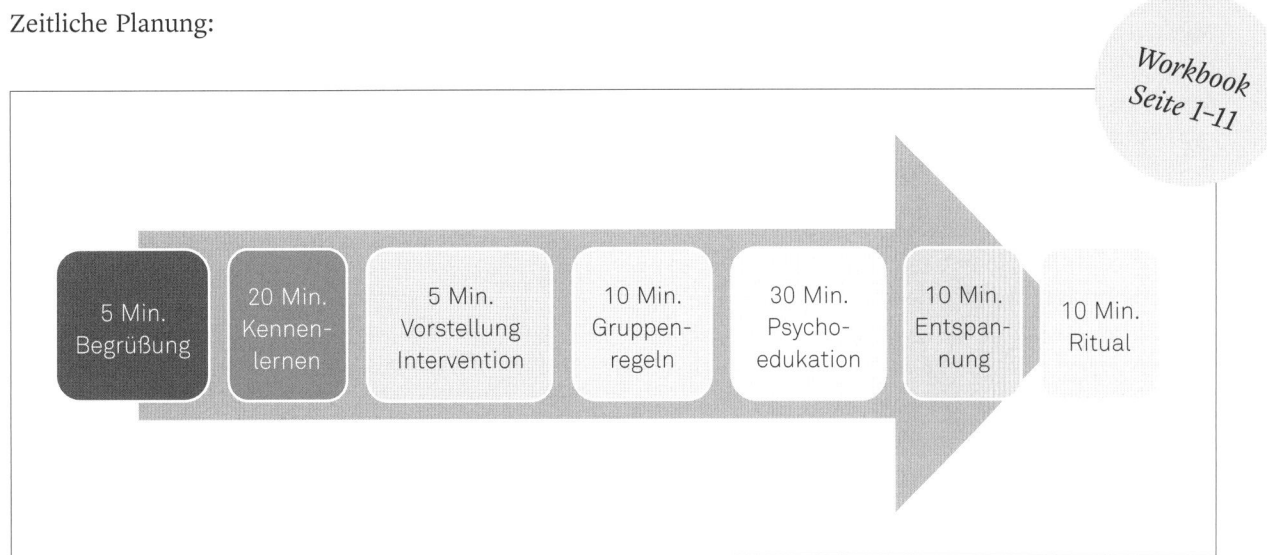

Abbildung 5: Zeitlicher Ablauf Sitzung 1

A) Rational der Sitzung

Die erste Sitzung der Gruppenintervention umfasst zunächst eine allgemeine Gruppenbildungsphase (Kennenlernen anhand eines Steckbriefs, Gruppenregeln, Vorstellung des Programms). Dies hilft, eine gute Arbeitsatmosphäre zu schaffen und die Motivation der Teilnehmenden zu stärken.

Die Psychoedukation und das Rational des Programms sind die Grundlage des Arbeitens mit den Jugendlichen. Die Hauptziele der Psychoedukation sind die Normalisierung der Reaktion der Teilnehmenden auf das traumatische Ereignis, die Korrektur maladaptiver Kognitionen/Gedanken („Ich wurde missbraucht, weil ich böse war", „Der Krieg endet nie") und die Verstärkung korrekter Kognitionen darüber, was geschehen ist („Ich habe keine Schuld am Missbrauch"). Gleichzeitig werden Mythen („Nur Mädchen erfahren Missbrauch, nicht Jungen wie ich") und Fehlinformationen („Nur ich habe sowas Schlimmes erlebt") aufgelöst. Ein Verständnis darüber zu bekommen, dass auch andere Ähnliches erlebt haben und eine physische sowie psychische Anpassungsreaktion normal ist, gibt ein Gruppen-/Zugehörigkeitsgefühl und Hoffnung auf Symptomlinderung. Diese Erfahrung wird als sehr entlastend und hilfreich erlebt. Die Psychoedukation ist somit ein grundlegender Teil von traumafokussierten Interventionen und wird in dieser ersten Sitzung erarbeitet. Über die nächsten

Sitzungen hinweg wird die Psychoedukation immer wiederholt. Beispielsweise kann in den kommenden Sitzungen bei der Narrativarbeit (Sitzungen 2–5) erklärt werden, dass Widerstand gegen das Aufschreiben/Malen/Nachdenken über belastende Erlebnisse zu den typischen Stressreaktionen gehört (Vermeidung, vgl. Kapitel 1.1), aber der Weg zur Überwindung der Belastungssymptome in einer allmählichen Konfrontation mit den vermiedenen Erinnerungen besteht. Dieser Vermeidung ist dann mit Ermutigung entgegenzutreten.

Die Inhalte der Psychoedukation sollten allgemein gehalten und nicht forciert auf die Teilnehmenden bezogen werden. Die Teilnehmenden werden beim Besprechen der einzelnen Psychoedukationsteile gegebenenfalls eigenständig Parallelen zu ihrem eigenen Erleben ziehen und dies selbstständig ansprechen. Dies kann dann von den Gruppenleitern gelobt und somit verstärkt werden.

Der erste Schritt der Psychoedukation besteht darin, den Teilnehmenden allgemeine Informationen über ein traumatisches Ereignis zu geben. Diese Informationen können die Häufigkeit des spezifischen traumatischen Ereignisses umfassen („viele Flüchtlinge haben Kriegserlebnisse, Gewalt oder den Verlust nahestehender Personen erlebt"), wer typischerweise solche traumatischen Ereignisse erlebt (Kriegserlebnisse, Fluchterlebnisse wie ein kenterndes Boot –

Flüchtlinge; häusliche oder/und sexuelle Gewalt – Kinder und Jugendliche auf der ganzen Welt) und wodurch sie verursacht werden (Regierung bei Krieg, Terroristen, Täter). Diese Informationen können viele Mythen und Fehlinformationen, die die Teilnehmenden über bestimmte Ereignisse haben könnten (z. B. sexueller Missbrauch passiert nur Mädchen), auflösen. Hierdurch erkennen die Teilnehmenden auch, dass sie mit ihren Erfahrungen nicht alleine sind.

Im Anschluss werden neurobiologische Veränderungen angesprochen, indem man erklärt, dass traumatische Erlebnisse im Gehirn anders als normale Erlebnisse „gespeichert" werden. In der Grafik im Workbook (S. 4) ist eine extra Schleife eingebaut, um zu verdeutlichen, dass Erinnerungen an das traumatische Ereignis oftmals von ähnlichen physiologischen und emotionalen Reaktionen begleitet werden, wie man sie während des traumatischen Ereignisses erlebt hat.

Im nächsten Schritt der Psychoedukation werden die Teilnehmenden über typische emotionale und behaviorale Reaktionen nach dem Erleben eines traumatischen Ereignisses aufgeklärt. Dabei sollte vermittelt werden, dass solche Reaktionen der Normalfall sind und nicht die Ausnahme. Die verschiedenen Reaktionen sollten langsam und einzeln erklärt werden. Die klinische Erfahrung hat gezeigt, dass – auch aufgrund kulturspezifischer Krankheitskonzepte – Flüchtlinge oftmals somatische Beschwerden (z. B. Kopfschmerzen oder Bauchschmerzen) in Folge ihrer traumatischen Ereignisse berichten. Diese sollten in diesem Teil der Psychoedukation gezielt angesprochen werden. Wiedererleben kann als schmerzhafte „Erinnerer" beschrieben werden, Vermeidung als Weg zur Entlastung von emotionalen Schmerzen (z. B. Angst). Hyperarousal-Symptome (Schlafstörungen, Konzentrationsprobleme …) können so erklärt werden, dass die traumatischen Ereignisse die Bewältigungsfähigkeiten des Kindes bzw. Jugendlichen übersteigen.

Als letzter Schritt kann den Teilnehmenden erklärt werden, dass die Gruppenintervention, an der sie jetzt teilnehmen, ihnen bei der Bewältigung ihrer Symptome helfen wird. Dies fördert auch die Motivation, regelmäßig an Terminen teilzunehmen, und gibt den Teilnehmenden Hoffnung auf Symptomlinderung. Die Information, dass die Intervention bereits mit vielen anderen Jugendlichen durchgeführt und (wissenschaftlich) überprüft wurde (mehr als 140 junge Flüchtlinge haben bereits teilgenommen) und vielen

jungen Flüchtlingen geholfen hat (vgl. Kapitel 3) ist motivierend für die Teilnehmer. Während der Psychoedukation ist es wichtig, den Teilnehmenden zu vermitteln, dass ihre derzeitigen Sorgen und Beschwerden verstanden und respektiert werden. Hierdurch entstehen eine Vertrauensbasis und gute Arbeitsatmosphäre zwischen den Gruppenleitern und den Teilnehmenden, aber auch innerhalb der Gruppe selbst. In den kommenden Sitzungen kann ein Rückbezug auf die Psychoedukation sehr hilfreich sein, um eine tiefergehende Normalisierung der Symptomatik zu ermöglichen.

Im nächsten Teil der Sitzung 1 wird den Teilnehmenden eine erste Strategie für die Bewältigung der aktuellen Symptomatik vermittelt: die Entspannungstechnik Bauchatmung. Entspannungstechniken sind hilfreich, um die physiologischen Reaktionen von Stress nach einem traumatischen Ereignis zu reduzieren. Zu diesen traumabedingten Reaktionen gehören eine hohe Herzschlagfrequenz, eine verstärkte Schreckreaktion, Schlafprobleme oder Konzentrationsschwierigkeiten. Besonders wenn der Jugendliche an seine belastenden Erlebnisse erinnert wird (durch Medienberichte, Kontakt mit Familie etc.), können physiologische Reaktionen eintreten. Während eines traumatischen Erlebnisses haben die Personen meist bestimmte vegetative Angstreaktionen wie z. B. eine flache Atmung, Muskelanspannung, Herzrasen oder Schwitzen. Diese hören normalweise nach dem Erlebnis auf, allerdings kann der Körper auch in einem Zustand des Daueralarms verharren. In diesem Zustand können beunruhigende Ereignisse, Gedanken oder Erinnerungen die Körperreaktion noch weiter verstärken, was zu einem anhaltenden Zustand von Anspannung führt. Dies führt wiederum zu Wutanfällen, Konzentrationsschwierigkeiten, muskulären Verspannungen, Schmerzen oder Schlafstörungen. Um dieser Anspannung selbstständig entgegenwirken zu können, lernen die Teilnehmenden die Bauchatmung. Durch diese einfach zu erlernende Entspannungstechnik regulieren sie ihre Atmung und somit das kardiovaskuläre System.

Das gemeinsame Einüben der Technik ist wichtig. Eine detaillierte Anleitung finden Sie im Workbook auf Seite 10 für die Teilnehmenden und auf Seite 31 bei „Praktische Durchführung". Die Gruppenleiter sollten sich versichern, dass alle Teilnehmenden die Technik verstanden haben und jeder sollte überlegt haben, wann er bzw. sie diese im Alltag anwenden kann.

B) Praktische Durchführung

Tabelle 4: Durchführung Sitzung 1

Um was geht's?	Zeit	Ziel	Umsetzung	Dazugehörige Seiten
Begrüßung und Blitzlicht	5 Min.	Gemeinsamer Beginn der Sitzung	• Alle Teilnehmer werden freundlich begrüßt. • Alle setzen sich in einen Stuhlkreis und berichten kurz, wie es ihnen heute geht und was sie vor der Sitzung gemacht haben.	
Kennenlernen der Gruppenmitglieder	20 Min.	Gruppenzusammenhalt, Personalisierung des Workbooks	• Vorstellung der Gruppenleiter. • Jeder füllt zunächst die erste Seite aus. Fotos von allen Teilnehmenden werden gemacht. Diese können sofort oder zu Beginn der nächsten Sitzung eingeklebt werden. • Einzelarbeit: Ausfüllen des Steckbriefes. • Gruppenarbeit: Jeder stellt seinen Steckbrief kurz vor (oder der jeweilige Sitznachbar). • Die Gruppenleiter können auch einen Steckbrief ausfüllen, das schafft Nähe und (Gruppen-)Zusammenhalt.	
Kurze Vorstellung des Vorhabens	5 Min.	Commitment und Verständnis	• Organisatorisches klären (Räumlichkeit, zeitlicher Rahmen, wöchentliche Sitzungen, Ablauf der Sitzungen). • Sinn und Zweck der Gruppenintervention kurz darstellen. • Bereits ansprechen, dass die Teilnehmenden zu einem späteren Zeitpunkt die Möglichkeit haben, über ihre Erlebnisse zu sprechen, und dabei von den Gruppenleitern betreut werden. • Abschlussritual gemeinsam festlegen	

Tabelle 4: Fortsetzung

Um was geht's?	Zeit	Ziel	Umsetzung	Dazugehörige Seiten
Gruppenregeln	10 Min.	Geschützte Atmosphäre bieten	• Einführung individueller Gruppenregeln wie z.B. **Verschwiegenheitsklausel bzgl. der Inhalte der Sitzungen und der Berichte anderer Teilnehmender,** Akzeptanz der Mitglieder, neutrale Atmosphäre, Pünktlichkeit, wöchentliche Teilnahme etc. • Handy-Nutzung: Es hat sich bewährt, dass Handys während der Gruppe nicht benutzt werden dürfen. Sie können lediglich als Wörterbuch dienen. • Die Regeln können auf einem Plakat festgehalten werden. • Die Regeln können von allen unterschrieben werden, das schafft „Commitment".	
Psycho-edukation	30 Min.	Stressmodell, „Wir-Gefühl"	• Zunächst betrachtet jeder Teilnehmende die Grafiken selbst, danach wird diese detailliert besprochen und ggf. Bezug auf die eigene Person (Teilnehmende) genommen („Kennst du solche Beschwerden?", „Welche Erlebnisse und Stresssymptome habe ich/haben wir?" oder „Hast du wie XY auch manchmal Bauchweh?"). Dies sollte nicht forciert werden. Jeder Teilnehmende kann freiwillig so viel von sich selbst erzählen wie er möchte. • Im Bereich der Symptome kann auch spielerisch das Bild dem darunter stehenden Wort zugeordnet werden. • Alternative Materialien können eingesetzt werden. Am Ende sollten die Gruppenleiter sicherstellen, dass alle Teilnehmenden die Inhalte verstanden haben.	

Tabelle 4: Fortsetzung

Um was geht's?	Zeit	Ziel	Umsetzung	Dazugehörige Seiten
Hausaufgabe		Wiederholung des Inhalts im häuslichen Umfeld	• Der darauffolgende erklärende Text wird den Teilnehmenden als Hausaufgabe mit nach Hause gegeben. Dies dient der Wiederholung und dem Verständnis der Inhalte. • Alternativ können auch die Zusatzmaterialien/alternative Texte in den jeweiligen Sprachen ausgeteilt werden. Unter diesem Link finden Sie Beispieltexte: https://www.redcross.ch/de/shop/gesundheit-und-integration/wenn-das-vergessen-nicht-gelingt	
Bauchatmung	10 Min.	Entspannungstechnik, Emotionsregulation	• Das Rational und die Funktion der Entspannungstechnik werden zunächst kurz erklärt (s. Punkt „Rational"). • Die Bauchatmung wird als alternative/ergänzende Strategie für individuell vorhandene Selbstregulationsstrategien (oftmals z. B. kaltes Wasser ins Gesicht, Musik hören etc.) angeboten. • Zeigen Sie den Teilnehmenden eine entspannungsfördernde Körperhaltung. Die Augen können hierbei offen oder geschlossen sein. • Die Übung kann im Sitzen oder Liegen durchgeführt werden, mit geschlossenen oder offenen Augen. • Die Gruppenleiter instruieren die Teilnehmenden, tief einzuatmen, sodass sich das untere Abdomen (Bauch) bei der Einatmung wölbt und bei der Ausatmung einzieht. Bei der Bauchatmung hebt und senkt sich das untere Abdomen, im Gegensatz zur Brustatmung, bei welcher sich der Brustkorb ausweitet, und das Abdomen während der Inhalation	

Tabelle 4: Fortsetzung

Um was geht's?	Zeit	Ziel	Umsetzung	Dazugehörige Seiten
Bauchatmung	10 Min.	Entspannungstechnik, Emotionsregulation	eingezogen wird. Die Teilnehmenden können ihre Hand auf den Bauch legen, sodass sie die Bauchbewegung spüren. Alternativ kann im Liegen eine Decke oder ein Kuscheltier auf dem Bauch platziert werden, welches sich dann nach oben und unten bewegt. • Beherrschen die Teilnehmenden die tiefe Bauchatmung, werden sie angeleitet, beim Einatmen bis 5 zu zählen und beim Ausatmen durch den Mund erneut bis 5 zu zählen. • Statt zu zählen kann ein beruhigendes Wort eingefügt werden. Zum Beispiel beim Ausatmen denken/sagen „Ruhig" und somit den Gedanken, den man gerade hat, „weg atmen". • Entspannende und ermunternde Sätze („Auch das... schaffe ich") sind auch eine gute Alternative. • Die Technik wird *gemeinsam mehrfach geübt*, bis die Gruppenleiter sicher sein können, dass alle Teilnehmenden die Technik beherrschen. • Anschließend sammeln alle gemeinsam Ideen für Situationen, in denen die Technik angewendet werden kann.	
Bauchatmung: Hausaufgabe		Wiederholung des Inhalts im häuslichen Umfeld	• Den Teilnehmenden wird ein Übungsprotokoll als Hausaufgabe ausgeteilt, damit diese protokollieren, wie oft und wie lange sie geübt haben. (Seite 11 im Workbook) • Ziel ist es, mindestens einmal am Tag für 5 bis 10 Minuten zu üben.	
Abschlussritual	10 Min.	Gemeinsamer positiver Abschluss	• Die ganze Gruppe macht ein gemeinsames Gruppenritual, welches zuvor festgelegt wurde.	

Tabelle 4: Fortsetzung

Um was geht's?	Dazugehörige Seiten
Sitzungsprotokoll	

C) Mögliche Schwierigkeiten und Tipps

- In der ersten Sitzung haben Jugendliche oft den Wunsch, nicht mehr über die Erlebnisse und die Flucht zu sprechen („Ich bin jetzt hier, ich habe andere Probleme"). Hier kann es hilfreich sein, die Psychoedukation ausführlich zu besprechen und das Rational des Traumanarrativs (Kleiderschrank oder Wundenmetapher; vgl. Sitzung 2) schon genau zu erklären.

- Alltagsprobleme wie Streit in der Wohngruppe oder eine schlechte Note (sog. „Crisis of the week" = COWs) können gut im Blitzlicht besprochen werden, sollten dann aber nicht allzu viel Raum einnehmen.

- Die Grafik der Psychoedukation kann zu Beginn auf Verständnisschwierigkeiten stoßen. Es ist somit wichtig, die Grafiken (Workbookseiten 4–6) langsam Schritt für Schritt durchzugehen, mit vielen Beispielen zu traumatischen Ereignissen und Symptomen. Die Teilnehmenden ziehen wahrscheinlich selbst Vergleiche, diese können aber auch durch die Gruppenleiter angeregt (nicht forciert!) werden (vgl. Beispielfragen in der Tabelle).

- Die Psychoedukationstexte sind gerade für sprachlich noch nicht so sichere Teilnehmende oder auch kognitiv schwächere Teilnehmende eventuell schwer zu verstehen. Alternative Materialien in den jeweiligen Sprachen können ausgeteilt werden. Die Teilnehmenden können außerdem die Aufgabe erhalten die Psychoedukationsgrafik nochmals mit ihren Betreuern in der Wohngruppe zu wiederholen.

- Falls die Bauchatmung nicht korrekt durchgeführt wird, ist es hilfreich nochmals darauf hinzuweisen, dass alle Teilnehmenden eine Hand oder im Liegen einen Gegenstand auf ihren Bauch legen und selbst beobachten sollen, ob sich die Hand bzw. der Gegenstand während des Atmens nach oben und unten bewegt. Oftmals gelingt die Bauchatmung zunächst leichter im Liegen, sollte dann aber auch im Sitzen geübt werden, damit sie beispielsweise auch im Unterricht oder im Bus angewendet werden kann.

- Die Teilnehmenden reagieren teilweise zunächst sehr skeptisch auf die Einführung der Bauchatmung als Entspannungsmethode („Wir atmen doch sowieso?"). Mehrmaliges gemeinsames Üben kann hilfreich sein, sowie Berichte anderer Teilnehmender (oder Gruppenleiter), die davon profitiert haben. Falls ein Teilnehmender sich überhaupt nicht für die Bauchatmung begeistern lassen kann, können auch alternative Entspannungstechniken (z.B. Progressive Muskelrelaxation) oder alternative Strategien (z.B. Musik hören, duschen, spazieren gehen, Sport) erarbeitet und eingeübt werden. Die Botschaft ist: Wenn es mir schlecht geht, dann muss und kann ich selbst aktiv werden, um mir zu helfen, und ein paar Strategien anwenden.

- Nicht für alle Teilnehmenden ist eine „ruhige" Art der Entspannung das Richtige. Für manche ist das sogar unangenehm, und sie entspannen sich besser in der Aktivität, z.B. beim körperlichen Auspowern.

- Bauchatmung als Selbsthilfestrategie kann schamhaftes oder albernes Verhalten auslösen. Hilfreich ist, dies als normal und okay anzusprechen und in Aussicht zu stellen, dass die Übung a) hilft und b) sich bald normal anfühlt (wie etwas anderes in Deutschland erstmal befremdlich oder komisch sein kann). Besonders hilfreich ist es auch, wenn die Gruppenleiter ganz selbstverständlich mit der Übung umgehen und so als Modell dienen.

2.6.3   Sitzung 2; Fokus: Beginn des Narrativs

Zeitliche Planung:

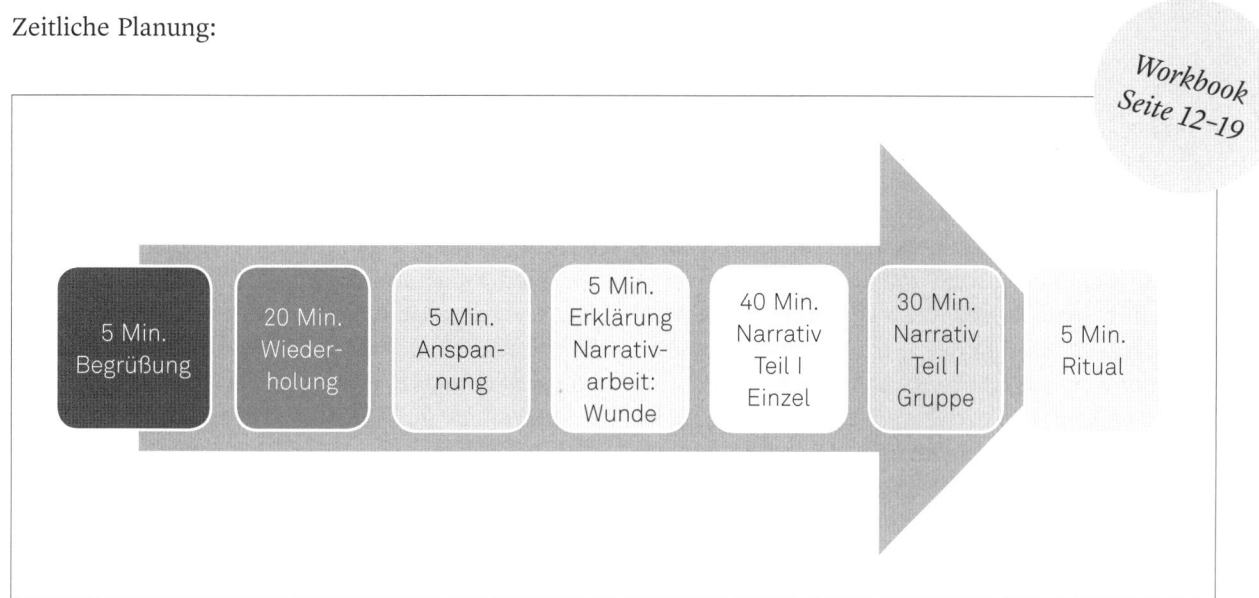

Abbildung 6: Zeitlicher Ablauf Sitzung 2

Anmerkung zur zeitlichen Abfolge: Diese Sitzung dauert meistens länger als 90 Minuten, da die Narrativarbeit 2 Themen umfasst. Anders als bei den anderen Sitzungen kann diese deshalb auf 2 Termine aufgeteilt werden (je 1 Narrativ-Thema pro Sitzung).

A) Rational

Die Sitzungen 2 bis 5 umfassen das Traumanarrativ, welches in diesem Kontext „Meine Geschichte" genannt und auf die Zielgruppe sowie das Gruppenformat angepasst wurde. Jede Sitzung thematisiert ein eigenständiges Kapitel der Geschichte, das in der folgenden Sitzung wiederholt wird. Im Folgenden wird zunächst kurz das Rational der Narrativarbeit erläutert, welches als Grundlage für die Sitzungen 2 bis 5 dient. Anschließend wird das Rational der Sitzung 2 darauf aufbauend erklärt.

Rational der Narrativarbeit:

Das Erstellen eines Traumanarrativs dient der schrittweisen, graduellen Exposition mit den belastenden Erinnerungen und ist ein wichtiger Baustein einer erfolgreichen Traumabewältigung. Das übergeordnete Ziel der graduellen Exposition in diesem Kontext ist die Integration der individuellen Erlebnisse sowie die Annahme und Akzeptanz der traumatischen Erfahrungen und der daraus resultierenden Veränderungen. Ein Ziel der Narrativarbeit ist es, Gedanken, Erinnerungen oder Gespräche über traumatische Erlebnisse von überwältigenden negativen Emotionen wie Schrecken, Horror, extremer Hilflosigkeit, Scham oder Wut zu lösen. Es erfolgt eine Gewöhnung an die traumatischen Erinnerungen, sodass sie bei wiederholter Exposition nicht mehr als übermäßig belastend erlebt werden. Durch die Konfrontation mit den Erinnerungen wird die physische und psychische Übererregung vermindert. Außerdem ist die Auseinandersetzung mit den Erinnerungen an traumatische Erlebnisse förderlich für die Korrektur dysfunktionaler traumabezogener Gedanken und trägt damit zur Symptomreduktion bei. Die Teilnehmenden haben dadurch weniger das Bedürfnis, ihre Erinnerungen an das Erlebnis oder damit verbundene Schlüsselreize (sog. „trigger") zu vermeiden, und ihre Stresssymptomatik nimmt weiter ab. Während des Narrativs sollte der Teilnehmende ermutigt werden, seine/ihre Gefühle und Gedanken zu benennen und aufzuschreiben. Somit werden die Gedanken und Gefühle über das traumatische Ereignis zu einer konsistenten Erfahrung integriert (vgl. Abbildung 7).

Es ist wichtig, die Teilnehmenden kontinuierlich auf eine wertschätzende und verständnisvolle Art und Weise darin zu unterstützen, über belastende Ereignisse im Heimatland, während ihrer Flucht oder im

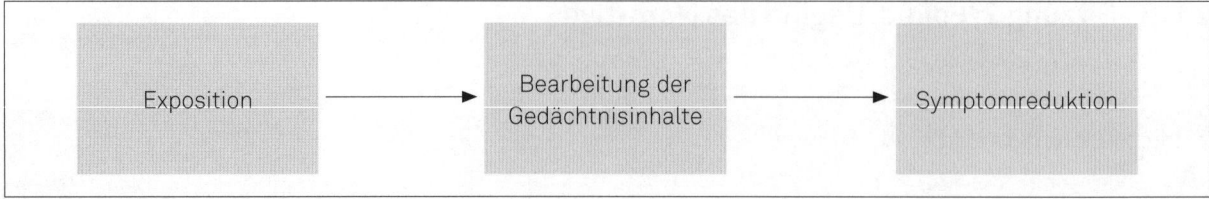

Abbildung 7: Ablauf der Narrativarbeit

Ankunftsland zu sprechen bzw. darüber zu malen oder zu schreiben. Jeder Teilnehmende schreibt an der eigenen Geschichte. Die Gruppenleiter unterstützen die Teilnehmenden dabei. Zu beachten ist, dass bei der schrittweisen Exposition mit den traumatischen Erinnerungen eine erhöhte Erregung/Anspannung bei den Teilnehmenden auftreten soll (vgl. Abbildung 8). Besonders in der dritten Sitzung, „Mein schlimmstes Erlebnis", erfahren viele Kinder und Jugendliche ein gewisses Ausmaß an Furcht, Traurigkeit oder Wut. Das ist normal. Eine förderliche und hilfreiche eigene Haltung der Gruppenleiter und Signal an die Teilnehmenden beim Bearbeiten der traumatischen Erlebnisse ist: „Es ist schlimm, was du erlebt hast, und es macht mich betroffen, aber ich kann es aushalten, mir das anzuhören, und ich möchte dich dabei unterstützen, deine Erlebnisse zu bearbeiten, damit es dir dann besser geht."

Beim Durcharbeiten des traumatischen Erlebnisses macht der Teilnehmende die Erfahrung, dass die Anspannung nicht „für immer" (s. gestrichelte Linie in Abb. 8) anhält und stetig bis ins Unendliche ansteigt, sondern nach einer gewissen Zeit aus physiologischen Gründen wieder abnimmt (vgl. Abb. 8). Der Teilnehmende erfährt dadurch, dass er die Konfrontation aushalten und „überleben" kann und die Anspannung von selbst sinkt. Bei der nächsten Konfrontation mit dem Erlebnis durchlaufen die Teilnehmenden eine flachere Anspannungskurve und durch weitere Wiederholungen nimmt die Kurve stetig ab. Eine *ausführliche Wiederholung* anhand von Durchlesen/Anschauen des Bildes/Textes der vorigen Sitzung (immer alle vorangegangenen Narrativteile durchlesen/anschauen) führt somit zu einer Gewöhnung (Habituation (grauer Pfeil in Grafik)) an die Erinnerungen. Ziel ist, dass die Anspannung, welche der Teilnehmende empfindet, bei der Konfrontation mit den Erlebnissen bei jeder Wiederholung abnimmt. Die Anzahl der Narrativ-Wiederholungen, die nötig ist um eine Habituation an die Inhalte zu erreichen, ist individuell verschieden. Bei einer hohen Belastung sind meist mehrere Wiederholungen notwendig. Es wird dem Teilnehmenden jedes Mal leichter fallen, die Inhalte zu wiederholen.

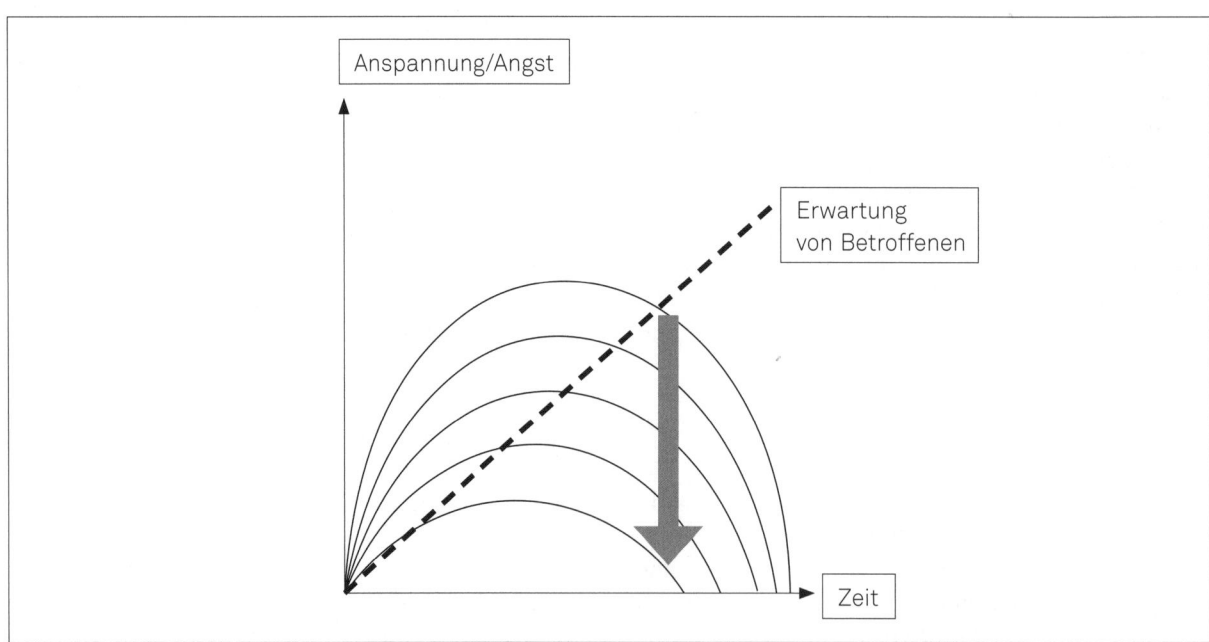

Abbildung 8: Darstellung des Erregungsverlaufs bzw. der Angstkurve während der Exposition

Rational der 2. Sitzung

Der Einsatz der Anspannungsskala zu Beginn der Sitzung dient zum einen der Selbstreflektion der Teilnehmenden über ihren momentanen Gemütszustand (Anspannungsgrad), zum anderen erhalten die Gruppenleiter einen Eindruck, wie es den einzelnen Teilnehmenden gerade geht. Die von den Teilnehmenden angegebene Anspannung sollte während der Narrativsitzung ansteigen und am Ende der Sitzung deutlich zurückgegangen sein.

Die Narrativarbeit beginnt dann mit der „Wunden-Metapher". Diese dient hierbei bildlich als Erklärungsgrundlage für die Narrativarbeit und der Steigerung der Motivation, über die traumatischen Ereignisse zu sprechen.

Der erste Teil von „Meine Geschichte" umfasst *kursorisch* das Leben des Teilnehmenden in seinem Heimatland und darauf aufbauend die individuellen Fluchtumstände und die Fluchtroute. Es geht hierbei nicht um die genaue Besprechung der Erlebnisse auf der Flucht, sondern vielmehr um eine Einordnung/Chronologisierung der Erlebnisse in eine zeitliche Abfolge. Die Fluchtgründe sind meist sehr vielschichtig. Es gibt oft nicht den einen einzigen Grund. Die Gründe können in diesem Narrativteil „aufgezählt" werden. Diese Inhalte führen zu einer Personalisierung der Geschichte, dem Einüben der Narrativarbeit sowie der graduellen Annäherung an das schlimmste Erlebnis.

Ein wichtiges Ziel ist erreicht, wenn die Teilnehmenden anfangen, sich mit ihren traumatischen Erlebnissen (bzw. Teilen davon) auseinanderzusetzen. Traumatische Erinnerungen kann man sich vorstellen wie Pyramiden-Kletterseilgerüste auf dem Spielplatz – wenn an einer Ecke etwas in Bewegung kommt, bewegen sich alle anderen Punkte des Netzwerkes auch mit; d.h. das Ziel ist, dass die Teilnehmenden an einer „Ecke" anfangen, sich damit auseinanderzusetzen.

In der Narrativarbeit zu den Fluchtwegen wird häufig nochmals besonders deutlich, was die Teilnehmenden mitgemacht und auch geleistet haben. Die Bewunderung und den Respekt vor dieser Leistung auszudrücken, hilft den Teilnehmenden selbst anzuerkennen, was sie geschafft haben, und stärkt die Selbstwirksamkeit und das Selbstvertrauen. Die Teilnehmenden finden beim Vorstellen der individuellen Fluchtrouten sicherlich viele Gemeinsamkeiten (z.B. Boot gekentert, Grenzen waren schwierig). Dies stärkt wiederum das Gemeinsamkeitsgefühl. Die Teilnehmenden bekommen das Gefühl, nicht allein zu sein

mit ihren Erfahrungen. Die Gruppenleiter können hierbei auch positiv auf die Selbstwirksamkeit der Teilnehmenden Einfluss nehmen, indem sie diesen immer wieder spiegeln, was sie alles geschafft haben. Während des Erzählens können die Teilnehmenden sich gegenseitig unterstützen und motivieren, was am Ende die Selbstwirksamkeit des Einzelnen stärkt.

B) Praktische Durchführung

Struktur der Narrativsitzungen: Jede Narrativsitzung hat dieselbe Struktur. Zunächst werden die Narrativteile der vorige(n) Sitzung(en) wiederholt. Dann wird die jeweilige Thematik des „Kapitels" im Buch „Meine Geschichte" erläutert. Anschließend beginnt die Einzelarbeit. Hierfür setzen sich alle Teilnehmenden einzeln im Raum verteilt an einen Tisch und wählen zwischen den Optionen Malen oder Schreiben (in Deutsch oder in ihrer Muttersprache). Somit kann jeder sich auf sich konzentrieren und hat den Schutz der Privatsphäre. Falls der zeitliche Rahmen dies erlaubt, können auch beide Sprachen verwendet werden. Die Gruppenleiter gehen dann bei jedem Teilnehmenden vorbei, machen sich ein Bild vom Fortschritt („Wie kommst du voran?" „Was schreibst du gerade?") und bieten ihre Unterstützung beim Schreiben der Inhalte an („Das sieht schon sehr gut aus! Kann ich dir bei den nächsten Schritten helfen?"). Die Teilnehmenden werden von den Gruppenleitern bei Bedarf mit positiver Verstärkung („Das machst du richtig gut! Ich kann mir vorstellen, dass das vielleicht gerade nicht leicht für dich ist. Du kannst stolz auf dich sein, dass du das hier schreibst, mach weiter so.") und anleitenden Fragen („Wie ging es dir in dem Moment? Was hast du gedacht? Was hast du gefühlt? Wer war alles da? Was hast du gesehen? Beschreibe ...") begleitet. Für die nächsten Schritte finden sich wieder alle im Stuhlkreis zusammen. Zunächst werden die Teilnehmenden gefragt, wie es ihnen mit der Aufgabe erging, was schwierig und was leicht war. Anschließend findet eine kurze Belastungsabfrage statt. Diese dient nicht nur den Teilnehmenden als Reflektion ihrer momentanen Befindlichkeit, sondern gibt auch den Gruppenleitern eine Orientierung. Im letzten Teil der Sitzung werden die erarbeiteten Inhalte der Einzelarbeit gemeinsam besprochen. Hierbei kann jeder so viel berichten wie er möchte. Keiner wird gezwungen zu berichten. Falls keiner berichten möchte, können die Teilnehmenden angeregt werden, ihre Einzelarbeit nochmals zu betrachten/durchzulesen.

Tabelle 5: Durchführung Sitzung 2

Um was geht's?	Zeit	Ziel	Umsetzung	Dazugehörige Seiten
Begrüßung und Blitzlicht	5 Min.	Gemeinsamer Beginn der Sitzung	• Alle Teilnehmenden werden freundlich begrüßt. • Alle setzen sich in einen Stuhlkreis und berichten kurz, wie es ihnen heute geht und was sie vor der Sitzung gemacht haben.	
Wiederholung	20 Min.	Vorige Inhalte werden besser gemerkt	• Anhand der Grafik wird die Psychoedukation nochmals besprochen. Zusätzlich wird die Hausaufgabe „Psychoedukation" besprochen („Was stand im Text? Gibt es Fragen dazu?"). • Das Übungsprotokoll (Hausaufgabe „Bauchatmung") wird besprochen, die Bauchatmung ggf. nochmals gemeinsam geübt. • Das Mitbringen und Erledigen der Hausaufgaben immer loben.	
Momentane Anspannung	5 Min.	Belastungs-abfrage	• Den Teilnehmenden wird die Anspannungsskala verbal und pantomimisch erklärt. • Die Anspannung wird während der folgenden Sitzungen mehrfach abgefragt. Die Teilnehmenden geben nacheinander kurz an, wie angespannt sie in diesem Moment sind. • Weitere methodische Ideen: Die Skala kann auch auf einem Poster oder einer Magnetwand dargestellt werden, und alle Teilnehmenden markieren dort ihren Anspannungsgrad	

Tabelle 5: Fortsetzung

Um was geht's?	Zeit	Ziel	Umsetzung	Dazugehörige Seiten
Einleitung Narrativarbeit	5 Min.	Verständnis für Exposition	• Erklärung der Notwendigkeit des Narrativs anhand der Wunden-Metapher. • Struktur des Narrativs (einzelne Themen der vier Teile) kurz beschreiben. Wunden-Metapher: • Wunde heißt Trauma auf griechisch • Man fällt hin → Wunde → man tut nichts → entzündet sich, eitert, wird schlimmer • Man fällt hin → Wunde → säubern → tut kurz weh → verheilt • → Narrativ = Säubern der Wunde, damit diese verheilen kann. Narbe bleibt meist, man kann Erlebnisse nie ganz vergessen, aber es tut nicht mehr so weh, sich damit zu befassen.	
Narrativ Teil 1/1	20 Min. (Einzelarbeit) 15 Min. (Gruppenarbeit)	Beginn der individuellen Geschichte, Exposition	• Kontinuierliche Verstärkung und Motivation der Teilnehmenden ist wichtig. • Einzelarbeit: Jeder füllt die Fragen zu seinem Leben in der Heimat aus. • Belastungsabfrage: kurz, jeder sagt eine Zahl; falls notwendig rückmelden, dass eine erhöhte Anspannung während der Narrativarbeit normal ist. • Gruppenarbeit: Jeder stellt die eigenständig erarbeiteten Inhalte der Gruppe vor. Es findet keine (negative) Wertung oder Kommentierung der anderen statt (Gruppenregel). Die Gruppenleiter verstärken kontinuierlich die Berichterstattung ("Das machst du wirklich toll" "Sehr stark von dir" "Weiter so").	

Tabelle 5: Fortsetzung

Um was geht's?	Zeit	Ziel	Umsetzung	Dazugehörige Seiten
Narrativ Teil 1/2	20 Min. (Einzelarbeit) 15 Min. (Gruppenarbeit)	Hinführung zum schlimmsten Erlebnis, Exposition	• Eine kontinuierliche Verstärkung und Motivation der Teilnehmenden ist wichtig. • Einzelarbeit: Die Teilnehmenden beschreiben eigenständig die Fluchtumstände. Anschließend bekommt jeder eine Landkarte (entweder Afrika oder Naher Osten) und zeichnet die Fluchtroute ein. Hierbei sollte nicht ins Detail gegangen werden. • Belastungsabfrage: kurz, jeder sagt eine Zahl. Rückmelden, dass eine erhöhte Anspannung während der Narrativarbeit normal ist. • Gruppenarbeit: Jeder stellt seine Fluchtumstände und Karte kurz der Gruppe vor. Es findet keine (negative) Wertung oder Kommentierung der anderen statt. Die Gruppenleiter verstärken aber kontinuierlich die Berichterstattung.	
Abschlussritual	5 Min.	Gemeinsamer positiver Abschluss	Die ganze Gruppe macht ein gemeinsames Abschlussritual, das in Sitzung 1 festgelegt wurde, bis alle wieder relativ entspannt sind.	
Sitzungsprotokoll				

C) Mögliche Schwierigkeiten und Tipps

Zeitlicher Rahmen

Wie bereits zu Beginn der Sitzung kurz angemerkt, können besonders in dieser Sitzung die zeitlichen Rahmenbedingungen (90 Min.) aufgrund der zwei Narrativ-Themen sehr herausfordernd sein. Wenn die Teilnehmenden viel berichten und Sie als Gruppenleiter merken, dass es zeitlich eng wird, kann diese Sitzung auch auf zwei Termine aufgeteilt werden. In der ersten Sitzung wird der Narrativteil „Mein Leben in meiner Heimat" bearbeitet und in der zweiten Sitzung „Meine Flucht nach Deutschland". Der Ablauf (Blitzlicht – Wiederholung – Einzelarbeit – Belastungsabfrage – Gruppenarbeit – Abschlussritual) soll auch in der Zusatzsitzung beibehalten werden!

Widerstand/Vermeidung, über sich und seine Erlebnisse zu sprechen

Die Vermeidung ist ein Symptom der PTBS und normal. Im Folgenden erhalten Sie einige Tipps, wie damit umgegangen werden kann und wie man die Teilnehmenden bei starker Vermeidung gut unterstützen kann:

- Zunächst sollte genauer exploriert werden, was die Gründe der Vermeidung sind.
- Erklären, dass Vermeidung ein Symptom der posttraumatischen Belastungsstörung ist (Bezug Psychoedukation Sitzung 1).
- Begründung für Narrativarbeit nochmals darstellen (z. B. anhand der Wunden-Metapher).
- Unterstützung des Einzelnen bei der Narrativarbeit zusichern („Ich bin hier, um dich zu unterstützen")
- **LOBEN, LOBEN, LOBEN!!!!**
- Selbstwirksamkeit stärken („Du kannst das!").
- Positive Selbstinstruktionen („Ich schaffe das") bei den Teilnehmenden stärken.
- Die Gruppenleiter selbst sollten die Narrativarbeit möglichst positiv und optimistisch präsentieren. Die Haltung der Gruppenleiter („Wir halten das aus", „Wir sind interessiert daran, wie es euch ergangen ist", „Wir haben großen Respekt vor eurer Leistung hier in der Gruppe, aber auch vor eurem gesamten Weg") ist ein wichtiger Wirkfaktor und wird von den Teilnehmenden immer wieder im Verlauf der Intervention getestet.
- Der Teilnehmende kann außerdem gefragt werden, was die Befürchtungen sind („Was denkst du, kann passieren, wenn du darüber nachdenkst?"). Normalisierung der Befürchtungen und Mut machen kann dann helfen.
- Sinnvolle Analogien können eingesetzt werden, z. B. Fahrradfahren oder Schwimmen lernen (am Anfang ist es schwer, wird aber immer leichter).

- „Ich habe schon zu oft darüber geredet" kann eine Aussage der Teilnehmenden sein, wenn die Narrativarbeit erklärt wird. Tatsächlich haben viele junge Flüchtlinge ihre Flucht und ihre Lebensumstände in der Heimat bereits beim BAMF etc. berichtet. Hierbei kann darauf hingewiesen werden, dass diese Erzählungen sich vom Narrativ unter anderem in zwei wichtigen Punkten unterscheiden: 1) die Erzählung ist im Narrativ detaillierter und 2) das Ziel ist die Belastungsreduktion.
- Teilweise geben Teilnehmende eine immer gleiche, eher niedrige Anspannung an, die nicht mit der Wahrnehmung der Gruppenleiter von außen übereinstimmt. Ein Grund hierfür könnte sein, dass sie bagatellisieren, weil es ihnen schwerfällt, eine höhere Anspannung anzugeben, aus Angst, sich schwach zu zeigen. Weiterhin könnte dies auf einen fehlenden Zugang und mangelnde Wahrnehmung der eigenen Befindlichkeit hindeuten. Möglich ist aber auch eine Kombination dieser Gründe. In allen Fällen kann es für die Teilnehmenden hilfreich sein, wenn man ihnen Brücken baut, z. B. „Ich weiß aus anderen Gruppen, dass es nicht leicht ist, darüber zu sprechen, und dass die Anspannung bei vielen dadurch erstmal steigt." oder „Von außen wirkt es ein bisschen so, als seist du nun etwas angespannter als vorher, kann das sein oder täusche ich mich da?" Brücken bauen, aber nicht darauf beharren oder auf einer höheren Anspannung bestehen! Zusätzlich können die *Gefühlskärtchen* eingesetzt werden, damit den Teilnehmenden ihre eigene Gefühlswahrnehmung erleichtert wird.
- Die Gruppenleiter fühlen sich manchmal auch unsicher und durcheinander, wenn die Teilnehmenden Vermeidungsverhalten zeigen oder sehr stark emotional reagieren. Achten Sie in diesen Momenten kurz auf das eigene emotionale Erleben und versuchen Sie sich vorzustellen, dass es jetzt auch dem Jugendlichen so ähnlich geht.

Umgang mit starken Gefühlen bei den Teilnehmenden

Die Jugendlichen brauchen oft Unterstützung bei der emotionalen Differenzierung mittels der Skala im Workbook, auch weil Emotionen teilweise nur in Extremen wahrgenommen werden. Hier kann eine Rückmeldung von den Gruppenleitern sehr hilfreich sein. *Gefühlskärtchen*, die im Rahmen des Projekts entwickelt wurden, finden sich im Anhang des Manuals und auf der beiliegenden CD und können hier gerne verwendet werden. Weitere Tipps:

- Teilnehmende daran erinnern, dass Gefühle eine wichtige Rolle bei traumatischen Erlebnissen spielen.

- Gemeinsames Erkennen und Benennen von Gefühlen („Was fühlst du gerade?", „Wo in deinem Körper spürst du das?", „Woher kennst du das Gefühl?").
- Spiegeln und validieren statt verändern („Ich merke, wie groß deine Angst ist").
- Entspannungstechniken anwenden (z. B. Bauchatmung).
- Es kann hilfreich sein, sehr angespannten, körperlich unruhigen Jugendlichen im Rahmen der Sitzung anzubieten, kurz fünf oder zehn Minuten rauszugehen, um sich auszupowern, um dann weiter gut an der Sitzung teilnehmen zu können.

Bei Dissoziation:

- Eine Dissoziation ist nichts Ungewöhnliches bei traumatisierten Menschen. Sie merken, dass jemand dissoziiert, wenn dieser nicht mehr ansprechbar, wie weggetreten ist und starr in eine Richtung blickt. Teilweise sind auch die Augen geschlossen.
- Wichtig ist, als Gruppenleiter dabei zu bleiben und einen Gegenwartsbezug herzustellen („Wie heißt du?", „Wer bin ich?", „Wo sind wir?", „Was machen wir hier?"). Wenn keine Antworten kommen, selbst Orientierung geben („Du bist hier in der Gruppe „Mein Weg". Ich bin ... Es ist 15 Uhr ...")
- Sprechen Sie den Teilnehmenden mit dem Namen an und kündigen Sie Ihre eigenen Handlungen an („Ich stehe jetzt auf und laufe langsam zur Tür").
- Sie können den Teilnehmenden anleiten, ruhig ein- und auszuatmen, aufzustehen, sich zu bewegen, und dabei auf verschiedene Sinneswahrnehmungen hinweisen („Was siehst du?", „Was hörst du?").
- Reagieren Sie in jedem Fall ruhig, ohne hektisch zu werden.
- Man kann sich im Vorfeld auf solche Situationen vorbereiten. Ist bei Teilnehmenden der Gruppe eine Dissoziationsneigung bekannt, ist es ratsam, solche Situationen mit dem einzelnen Teilnehmenden vorzubesprechen und zu vereinbaren, was man tun kann. Manche Jugendliche wollen dann nicht angefasst werden, weil es ein Trigger sein kann. Andere brauchen sehr starke Reize wie kaltes Wasser, wiederum anderen hilft ein Bewegungsangebot.

Druck hilft nicht weiter

- Forcieren Sie als Gruppenleiter keine Berichte über die Erlebnisse, sondern zeigen Sie Verständnis für Vermeidungsverhalten (s. oben).
- Der Teilnehmende berichtet so viel wie er möchte. Die Rolle des Gruppenleiters ist die Unterstützung der Berichterstattung anhand von orientierenden Fragen und positiver Verstärkung (vgl. Kapitel 2.2).

- Die eigene Neugier der Gruppenleiter ist nachvollziehbar, aber meist nicht hilfreich. Respektvolle Offenheit ist hingegen angebracht, der Gruppenleiter ist eingeladen, dem Teilnehmer Fragen zu stellen und sein Interesse zu bekunden.

Eigene Psychohygiene

Die einzelnen Sitzungen können auch für die Gruppenleiter (emotional) anstrengend sein. Hierbei ist es hilfreich, sich bewusst zu machen, dass die Jugendlichen die schlimmen Erlebnisse überlebt haben und im Hier und Jetzt in Sicherheit vor einem sitzen. Deshalb ist die eigene Psychohygiene nicht zu vernachlässigen (vgl. Kapitel 2.4.2.1).

Andere Schwierigkeiten

- Manche Berichte in der Narrativarbeit sind zunächst sehr durcheinander formuliert. Dies ist typisch bei einer PTBS-Symptomatik, da die Erlebnisse oft nicht chronologisch „abgespeichert" werden. Eine Strukturierung durch ein Flipchart oder eine große Karte hilft und ist wichtig. Dies ist während der Einzelarbeit gut machbar.
- Der schlimmste Moment ist bei den Teilnehmenden häufig schon auf der Flucht und wird daher in der zweiten Sitzung schon angesprochen. In dieser Sitzung geht es jedoch zuerst um die Einordnung der Erlebnisse. Das schlimmste Erlebnis wird in der nächsten Sitzung ausführlich besprochen. Dem Teilnehmenden kann an dieser Stelle rückgemeldet werden, dass es gut ist, dass er dies berichtet, und er in der nächsten Sitzung die Möglichkeit hat, nochmals ausführlich darüber zu sprechen.
- Es kann vorkommen, dass Teilnehmende die Wunde in der „Wunden-Metapher" nicht ernst nehmen, da sie die Wunde als nicht schlimm erachten. Sie geben an, schon viel schlimmere Verletzungen gesehen zu haben. Hier Metapher gut erklären und/oder andere Metaphern dazu (z. B.: Kleiderschrankmetapher, s. Abb. 9 und Anhang).
- Aktuelle Belastungen bestimmen oft den Alltag der Teilnehmenden. Sei es der Aufenthaltsstatus, ein Abschiebebescheid, ein Freund, der von Abschiebung bedroht ist, der Alltag in der Schule oder viele andere Themen. Dies macht es aus Sicht der Teilnehmenden verständlicherweise manchmal schwer, sich auf das Betrachten der Vergangenheit einzulassen, weil die Alltagsthemen zu vorherrschend sind. Wichtig sind hier zwei Punkte:
  - Sie können den Teilnehmenden darauf hinweisen, was „Mein Weg" leisten kann und wofür es konzipiert ist. Die Intervention hat nicht den Anspruch, alle aktuellen Probleme zu lösen, son-

dern hat einen klaren Fokus auf die Vergangenheitsbewältigung.

– Am Beispiel ihrer Geschichte kann den Jugendlichen vermittelt werden, dass sie die Ressourcen dazu haben, schlimmste Situationen zu bewältigen. Das stärkt die Selbstwirksamkeit und kann im Alltag nützlich sein, wenn dort Belastungen auftreten. Für die zum Teil schrecklichen alltäglichen Situationen (z. B. Rückmeldungen zum Asylverfahren) hilft auch die Vermittlung des Konzeptes der „radikalen Akzeptanz", soll heißen, dass man die Situation zunächst so anerkennt, wie sie ist, mit der Haltung „Ok, das ist jetzt so" und in der Folge dann den Umgang damit überlegt. Das sorgt für mehr Handlungsoptionen.

Alternative Metapher für das Traumanarrativ: Die „Kleiderschrankmetapher"

Eine Grafik zur Kleiderschrankmetapher finden Sie in den Zusatzmaterialien. Trauma-assoziierte Erinnerungen werden nicht wie „normale" Erinnerungen geordnet, sondern chaotisch im Gedächtnis abgespeichert, wie in einem chaotischen Kleiderschrank (vgl. Abbildung 9). Einzelne Kleidungsstücke symbolisieren hierbei Erinnerungsfetzen. So stellt beispielsweise ein T-Shirt eine Sinneswahrnehmung, einen Gedanken oder ein Gefühl während des traumatischen Erlebnisses dar. Jedes Mal, wenn man den Schrank öffnet oder nur daran vorbei geht, platzt alles unkontrolliert heraus. Das heißt, wenn mich etwas an das traumatische Ereignis erinnert, habe ich plötzlich ungewollt unangenehme Erinnerungen daran. Im Traumanarrativ machen wir sozusagen den chaotischen Kleiderschrank bewusst auf und nehmen jedes Kleidungsstück einzeln heraus, um es kontrolliert einzusortieren. Anschließend kann ich den Kleiderschrank öffnen oder an ihm vorbeigehen, ohne dass mir alle Kleidungsstücke unkontrolliert entgegenkommen. Sollte sich die Tür doch einmal öffnen, kann ich damit besser umgehen. Die traumatischen Erinnerungsfetzen werden somit in der Narrativarbeit einzeln betrachtet und in das Erleben einsortiert. Ziel ist, dass man sich dadurch kontrolliert an die Erlebnisse erinnern kann, möglichst ohne viel physiologischen Stress damit auszulösen.

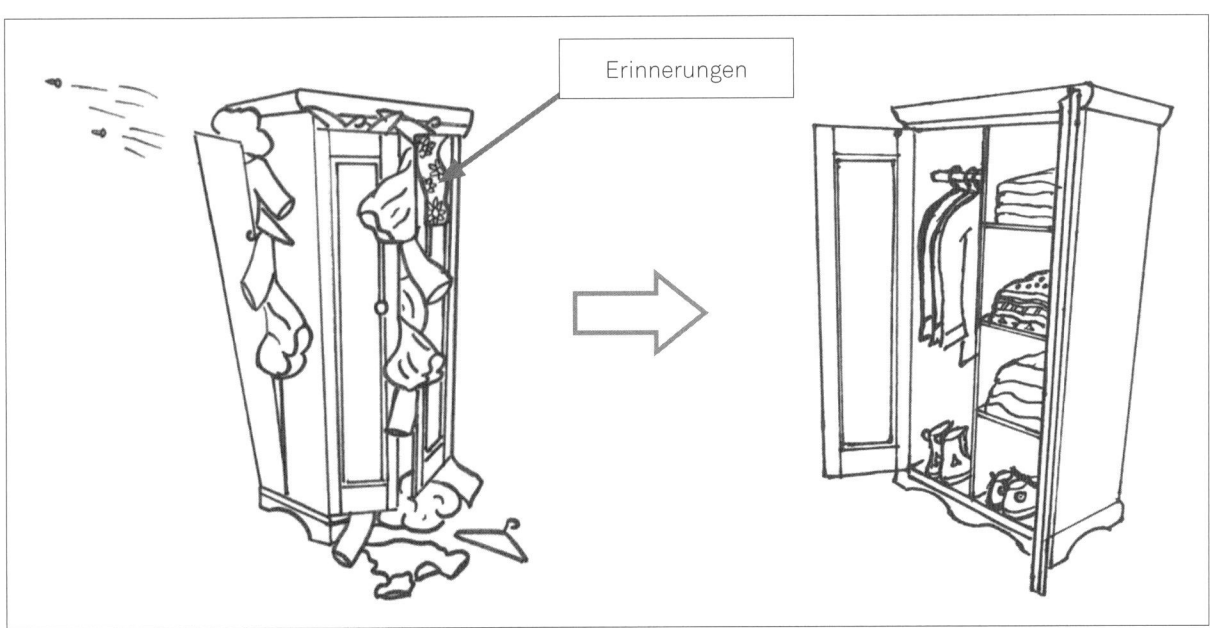

Abbildung 9: „Kleiderschrank-Metapher" für das Traumanarrativ

2.6.4 Sitzung 3; Fokus: Narrativ, Teil 2

Zeitliche Planung:

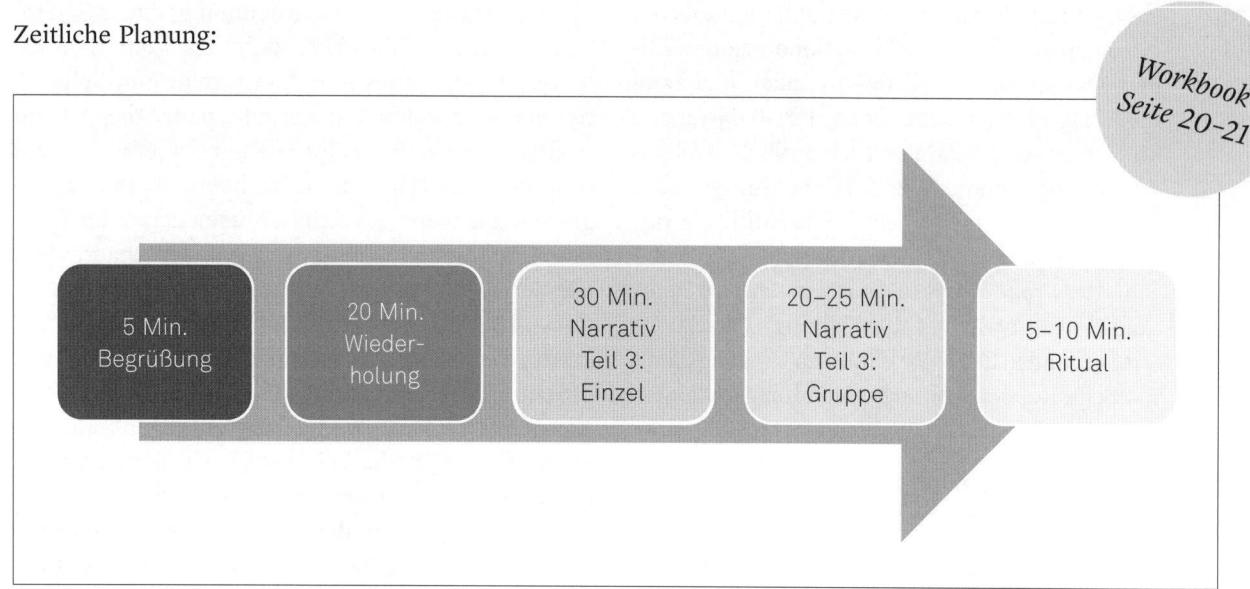

Abbildung 10: Zeitlicher Ablauf Sitzung 3

A) Rational der Sitzung

Für die allgemeine Narrativarbeit, siehe Rational der vorangegangenen Sitzung.

Die zweite Narrativsitzung ist das Hauptelement der Narrativarbeit. Die Konfrontation mit dem schlimmsten Erlebnis ist die höchste Stufe der graduellen Exposition und führt zu einer Erlebnisaktivierung, welche eine kognitive Verarbeitung und emotionale Bewältigung ermöglicht. Die Teilnehmenden machen in diesem Narrativteil die Erfahrung, dass sie sich ihren traumatischen Erlebnissen und den damit verbundenen belastenden Gefühlen wie Angst, Trauer, Hilflosigkeit etc. stellen können und diese während der Bearbeitung abnehmen. Die Konfrontation mit dem schlimmsten Erlebnis führt häufig zu einer Stressreaktion (physiologische Reaktionen wie Schwitzen oder Herzrasen und starke Gefühle). Dies ist normal und soll möglichst nicht durch angstreduzierende Maßnahmen unterbunden werden, bis die Anspannung absinkt und eine Habituation (Toleranz für die traumatischen Erinnerungen, vgl. vorige Sitzung) einsetzt. Die Teilnehmenden erleben hierdurch ein „Aha-Erlebnis": Die befürchteten Folgen treten gar nicht ein und ich kann die Angst/Anspannung aushalten. Das eigene Kontrollgefühl und die Selbstwirksamkeits-

erwartung werden gesteigert. Die Geschichte über die Erlebnisse soll in den folgenden Sitzungen immer wieder wiederholt werden, um eine Habituation an das Erlebte mitsamt einer Reduktion der körperlichen Stressreaktion zu bewirken. Die Exposition mit einem schlimmen Erlebnis fördert zusätzlich die Habituation bezüglich anderer schlimmer Erlebnisse.

Die Konfrontation mit dem schlimmsten Erlebnis und das Aushalten der Stressreaktion bis zu deren Absinken führen zu einer Integration der extrem emotionalen Erinnerungen und den damit verbundenen Emotionen in das Gedächtnis, was eine Reduktion der Symptome zur Folge hat. Die Erlebnisse werden danach weniger vermieden, und die Anspannung nimmt ab. Die traumatischen Erlebnisse werden mit weniger Angst erinnert.

Die Einzelarbeit kann für die Teilnehmenden herausfordernd sein, weshalb es wichtig ist, dass die Gruppenleiter alle Teilnehmenden im Blick haben und ggf. unterstützend wirken können. Die Aufgabe der Gruppenleiter ist somit, die Teilnehmenden zu ermutigen, sich den aufkommenden Ängsten zu stellen, jeglichen Fortschritt der Teilnehmenden zu loben und Rückschritte zu entdramatisieren. Neben der Beschreibung des Erlebten sollten Gedanken und Gefühle in die Erzählung eingebettet werden.

B) Praktische Durchführung

Tabelle 6: Durchführung Sitzung 3

Um was geht's?	Zeit	Ziel	Umsetzung	Dazugehörige Seiten
Begrüßung und Blitzlicht	5 Min.	Gemeinsamer Beginn der Sitzung	• Alle Teilnehmenden werden freundlich begrüßt. • Alle setzen sich in einen Stuhlkreis und berichten kurz, wie es ihnen heute geht und was sie vor der Sitzung gemacht haben.	
Wiederholung	20 Min.	Die Inhalte der vorigen Sitzung werden besser gemerkt, Habituation	• Psychoedukation nochmals kurz besprechen • Bauchatmung abfragen: „Wer hat es verwendet? Wann? Hat es geholfen? Hat noch jemand Probleme bei der Übung?" → ggf. erneut üben, immer loben! • Vorige Narrativteile nochmals genau durchlesen/anschauen oder in der Gruppe besprechen. • Teilnehmende für das Bearbeiten der Hausaufgaben und Wiederholen der Narrativteile loben.	
Traumanarrativ Teil 2	30 Min. Einzelarbeit 20–25 Min. Gruppenarbeit	Exposition	• Eine kontinuierliche Verstärkung und Motivation der Teilnehmenden ist wichtig. • Die Auswahl des subjektiv am schlimmsten empfundenen Erlebnisses obliegt einzig den Teilnehmenden selbst. Die Gruppenleiter bitten hierbei zunächst individuell den Teilnehmenden, sich zu überlegen, welches Erlebnis ihn heute noch am meisten belastet. • Der Gruppenleiter kann den Teilnehmenden ermutigen, sich in Gedanken dorthin zurückzuversetzen und sich an alle Details zu erinnern, als wenn es jetzt geschehen würde. • Einzelarbeit: Die Teilnehmenden überlegen sich, welches Ereignis sie heute noch am meisten belastet und welches sie als das „schlimmste Erlebnis" klassifizieren würden. • Einzelarbeit: Die Teilnehmenden malen oder schreiben in Einzelarbeit über das schlimmste Erlebnis. Die Gefühle und Gedanken können chronologisch eingebaut werden. • Belastungsabfrage (kurz, jeder sagt eine Zahl; falls notwendig rückmelden, dass eine erhöhte Anspannung während der Narrativarbeit normal ist). • Gruppenarbeit: Jeder Teilnehmende berichtet in der Gruppensituation, so viel er möchte, es werden keine Aussagen forciert. Falls jemand gar nichts sagen möchte, kann dieser gebeten werden, sich seinen selbst geschriebenen Text/sein Bild nochmals selbst anzuschauen.	

Tabelle 6: Fortsetzung

Um was geht's?	Zeit	Ziel	Umsetzung	Dazugehörige Seiten
Abschlussritual	5–10 Min.	Gemeinsamer positiver Abschluss der Sitzung	• Die ganze Gruppe macht das gemeinsame Abschlussritual, bis die Anspannung bei allen Teilnehmenden merklich gesunken ist.	

Sitzungsprotokoll

C) Mögliche Schwierigkeiten und Tipps

- Siehe „Mögliche Schwierigkeiten und Tipps" der vorigen Sitzung.
- Es kann sein, dass die Teilnehmenden im zweiten Teil der Einzelarbeit zunächst vielleicht nur einen Satz schreiben oder wenige Striche malen. In diesem Fall können die Gruppenleiter die Teilnehmenden bitten, das bisher Geschriebene/Gemalte auszuformulieren und genauer zu beschreiben. Anschließend kann der Teilnehmende dazu angeleitet werden zu beschreiben, was als nächstes passiert ist und was danach usw. Wenn der Teilnehmende die Inhalte zunächst mündlich beschreibt, kann der Gruppenleiter den Teilnehmenden dazu ermutigen, alles anschließend aufzuschreiben oder zu malen. Eine Unterbrechung des Teilnehmenden während des Erzählflusses kann irritierend sein und sollte, falls nicht unbedingt notwendig, vermieden werden.
- Schafft es ein Jugendlicher, sich auf die Narrativarbeit einzulassen, und macht er die Erfahrung, dass ihm das hilft, nutzt er diese Art der Arbeit sehr gut für sich. Es ist daher manchmal wichtig, diesen Prozess zu steuern und von außen eine Struktur vorzugeben. Gerade wenn beispielsweise das Stundenende naht und der Jugendliche sich zunehmend dem schlimmsten Erlebnis nähert, sollte der Betreuer einschreiten, signalisieren, wie gut der Jugendliche das macht, aber dass es jetzt notwendig ist, einen Schlusspunkt zu finden, der es dem Jugendlichen möglich macht, vom Anspannungslevel her einen Schlusspunkt zu setzen und dann beim nächsten Mal weiter zu machen.
- Die Festlegung des schlimmsten Erlebnisses ist teilweise schwierig für die Teilnehmenden. Folgende Fragen können hilfreich sein: „An welches Erlebnis denkst du noch am meisten?" „Wovon kommen dir ungewollt Bilder in den Kopf?" „Was passiert in deinen Albträumen?". Es sind in der Regel mehrere Ereignisse, von denen die Jugendlichen betroffen sind. Wenn es inhaltlich zu viel wird, bitten Sie den Jugendlichen, sich eine Beispielsituation auszusuchen, unabhängig von der Kategorie „schlimmstes Ereignis", und arbeiten Sie zunächst damit.
- Die Auswahl des schlimmsten Erlebnisses ist generell nicht allzu kritisch zu sehen und muss nicht hinterfragt werden. Wenn der Teilnehmende entscheidet, hier nicht das allerschlimmste Erlebnis anzugehen, sondern ein anderes, ebenfalls belastendes Erlebnis zu thematisieren, ist das völlig in Ordnung und bringt keine Nachteile mit sich. Es ist nicht notwendig, hier allzu stark zu drängen.
- Falls der Teilnehmende das Narrativ in seiner Muttersprache schreibt, sollte der Gruppenleiter nachfragen, was geschrieben wurde, um ein Verständnis des Inhalts zu entwickeln und herauszufinden, was noch fehlt. Außerdem kann der Gruppenleiter den Teilnehmenden dann besser anleiten, wenn dieser nicht weiter weiß. Hierbei sollte auf eine „einfache" Sprache mit kurzen Sätzen geachtet werden, um einer sprachlichen Barriere entgegenwirken zu können. Falls dennoch keine konkrete Verständigung möglich ist, können einzelne Worte in einem (Online-)Wörterbuch übersetzt werden. In bisher durchgeführten Gruppen haben häufig andere Teilnehmende ihre Hilfe beim Übersetzen angeboten.
- Während der Narrativarbeit und den Wiederholungen der Inhalte wird der Teilnehmende typischerweise immer weniger emotionale und physiologische Stressreaktionen zeigen. Wenn der Teilnehmende weiterhin einen hohen Grad an Stressreaktionen zeigt, kann zur Not während der Narrativarbeit eine Entspannungstechnik (z. B. Bauchatmung) eingesetzt werden. Generell sollte eine Entspannung vor dem Eintreten der Habituation jedoch vermieden werden. Die Gruppenleiter sind vielmehr instruiert, die Stressreaktionen der Teilnehmenden gemeinsam mit diesen auszuhalten.
- Falls dem Teilnehmenden beim erneuten Durchlesen noch etwas einfällt, kann dies einfach hinzugefügt werden.
- Bei Vermeidungsverhalten, z. B. Weigerung, die Geschichte bei der Wiederholung nochmals zu lesen, am besten die Psychoedukation und das Rational der Intervention wiederholen (also z. B. nicht darüber sprechen wollen, weil es so belastend ist, ist nachvollziehbar, geht fast jedem so; darüber sprechen ist aber notwendig, weil heilsam ... und die Wunden-Metapher oder eine andere hilfreiche Metapher wiederholen). Vielen Teilnehmenden gelingt es dann, sich nochmals mit ihrer Geschichte auseinanderzusetzen.
- Die Teilnehmenden sollten für kleine Schritte kontinuierlich gelobt werden, z. B. für das Aufschreiben eines Satzes („Das hast du toll gemacht! Versuche jetzt den nächsten Satz zu schreiben. Ich bin hier, um dich zu unterstützen.").
- Die Einordnung des Erlebnisses kann für manche Teilnehmenden schwierig sein. Hierfür kann beispielsweise ein Zeitstrahl verwendet werden, um das Erlebnis zeitlich einzuordnen und die Erzählung zu strukturieren.

2.6.5 Sitzung 4; Fokus: Narrativ, Teil 3

Zeitliche Planung:

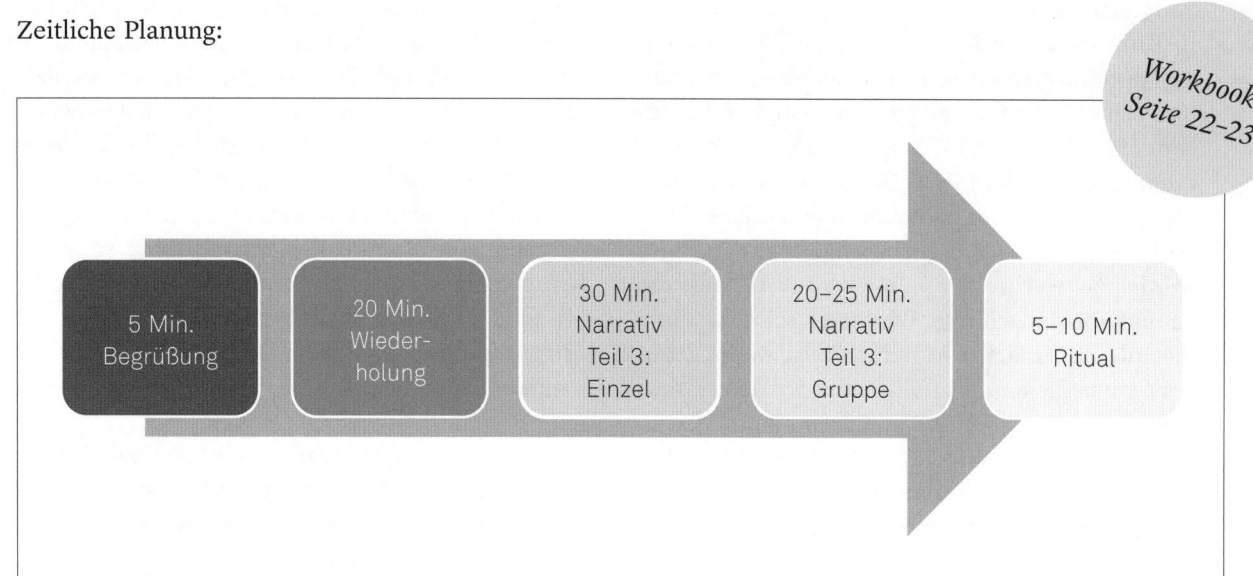

Workbook Seite 22–23

Abbildung 11: Zeitlicher Ablauf Sitzung 4

A) Rational der Sitzung

Kinder und Jugendliche, die traumatische Ereignisse erlebt haben, leiden oft unter Ängsten und Sorgen hinsichtlich ihrer Sicherheit und ihrer Zukunft. Beim Erleben eines traumatischen Ereignisses wie z. B. einer Vergewaltigung werden neutrale Reize, wie Dunkelheit oder nach Rauch riechende Männer, an die traumatische Erfahrung gekoppelt. Dies führt dazu, dass bei der Konfrontation mit diesen Reizen eine Angstreaktion (Herzrasen, Zittern, Gefühle von Angst, Hilflosigkeit etc.) eintritt. Wenn die Person diese Reize vermeidet, lernt er/sie, dass die Angst durch die Vermeidung abnimmt, was das Vermeidungsverhalten verstärkt. Durch die ständige Vermeidung der Reize entsteht eine anhaltende Wahrnehmung von Bedrohung („Ich bin nirgends sicher!",

„Niemand ist für mich da") und Unsicherheit. Das Wiederherstellen eines Sicherheitsgefühls ist daher Ziel dieser Narrativ-Sitzung. Dies wird erreicht durch die Reflektion von Sicherheit gebenden Faktoren in der momentanen Situation sowie im Vergleich zum Heimatland (vgl. Beispiele in B) Praktische Durchführung).

Das Kontrollerleben ist wichtig für die Wiederherstellung des verloren gegangenen Sicherheitsgefühls. Das Erleben eines traumatischen Ereignisses geht mit Unsicherheit und einem hohen Grad an wahrgenommenem Kontrollverlust einher (z. B. sich nicht gegen den größeren und stärkeren Täter wehren zu können). Dieser Narrativteil hat unter anderem das Ziel, den Teilnehmenden zu vermitteln, dass sie Kontrolle über ihr Leben und ihre Zukunft haben.

B) Praktische Durchführung

Tabelle 7: Durchführung Sitzung 4

Um was geht's?	Zeit	Ziel	Umsetzung	Dazugehörige Seiten
Begrüßung und Blitzlicht	5 Min.	Gemeinsamer Beginn der Sitzung	• Alle Teilnehmenden werden freundlich begrüßt. • Alle setzen sich in einen Stuhlkreis und berichten kurz, wie es ihnen heute geht und was sie vor der Sitzung gemacht haben.	
Wiederholung	20 Min.	Vorige Inhalte werden besser gemerkt, Habituation	• Die vorangegangenen Narrativsitzungen werden wiederholt. Jeder Teilnehmende liest sich seine vorigen Kapitel durch/schaut die Bilder an. Dies kann auch in der Gruppe gemacht werden.	
Traumanarrativ Teil 3	30 Min. Einzelarbeit 20–25 Min. Gruppenarbeit	Sicherheitsgefühl herstellen	• Zu Beginn sollte das Konzept „Sicherheit" definiert und ggf. in die Muttersprachen der Teilnehmenden übersetzt werden, damit alle wissen und genau verstehen, worum es geht. • <u>Einzelarbeit:</u> Die Teilnehmenden machen sich zunächst selbst Gedanken, warum sie sich in Deutschland sicher fühlen können, v.a. im Vergleich zu ihrem Heimatland. • <u>Belastungsabfrage:</u> Jeder sagt eine Zahl auf der Skala. • <u>Gruppenarbeit:</u> Diese kann in dieser Sitzung zeitlich ausgedehnt werden. Die Teilnehmenden sammeln auf einem Poster, warum sie sich sicher fühlen können. • Beispiele für Sicherheitsmerkmale: Krankenversicherung, medizinische Versorgung, Menschenrechte, Rechtsstaat, Freiheit, freie Persönlichkeitsentfaltung, wenig Korruption, Gleichheit der Rassen, Ethnien und sexuellen Vorlieben (Homosexualität), kein Kriegsgebiet/Frieden (seit 70 Jahren in Deutschland), soziale Hilfe, Betreuung (Jugendhilfe), frei zugängliche Bildung, selten Naturkatastrophen, sozialer Zusammenhalt in der Gesellschaft, Verkehrssicherheit, wenig Kriminalität, Feuerwehr, sichere Infrastruktur, Grundversorgung durch den Staat etc.	
Hausaufgabe		Wiederholung der Inhalte, Sicherheitsgefühl herstellen	• Die Teilnehmenden sollen sich Gedanken machen, warum sie sich im täglichen Leben sicher fühlen können (Ampeln, Fahrradhelme, Bezugsperson in der Jugendhilfe etc.) und diese aufschreiben.	
Abschlussritual	5–10 Min.	Gemeinsamer pos. Abschluss der Sitzung	• Die ganze Gruppe führt das Gruppenritual durch, bis alle mit einem positiven Gefühl die Sitzung verlassen können.	

Tabelle 7: Fortsetzung

Um was geht's?	Dazugehörige Seiten
Sitzungsprotokoll	

C) Mögliche Schwierigkeiten und Tipps

- siehe vorige Narrativsitzungen
- Das Konzept „Sicherheit" kann in den verschiedenen Herkunftsländern der Teilnehmenden unterschiedlich definiert sein. Somit kann es vorteilhaft sein, die in der westlichen Kultur verankerte Beschreibung von Sicherheit zu erklären und diese dann mit den Teilnehmenden zu diskutieren, bevor die Einzelarbeit beginnt. Andere Vokabeln wie zum Beispiel Schutz, Freiheit, Gleichheit können hilfreich sein.
- Die Teilnehmenden sollen lernen, realistisch einzuschätzen, ob sie im Hier und Jetzt sicherer sind als beispielsweise in ihrem Herkunftsland oder auf der Flucht.
- Die Themen Asylverfahren und Abschiebung kommen erfahrungsgemäß immer wieder in den ersten und vor allem in dieser Narrativsitzung auf. Hier kann es hilfreich sein, in dieser Sitzung zu betonen, dass es inhaltlich um das Hier und Jetzt geht, das Thema aber in den folgenden Sitzungen besprochen werden kann. In der fünften Sitzung („Brief an einen Flüchtling") wird die Selbstwirksamkeit der Teilnehmenden gestärkt, und in der letzten Sitzung beim Thema „Zukunft" kann man eine mögliche Abschiebung und Konsequenzen daraus thematisieren. Das Thema „Abschiebung" wird in der 6. Sitzung nur kurz besprochen, die Intervention hat, wie eingangs beschrieben, kein eigenes Modul zu dieser Thematik.

2.6.6   Sitzung 5, Fokus: Narrativ, Teil 4

Zeitliche Planung:

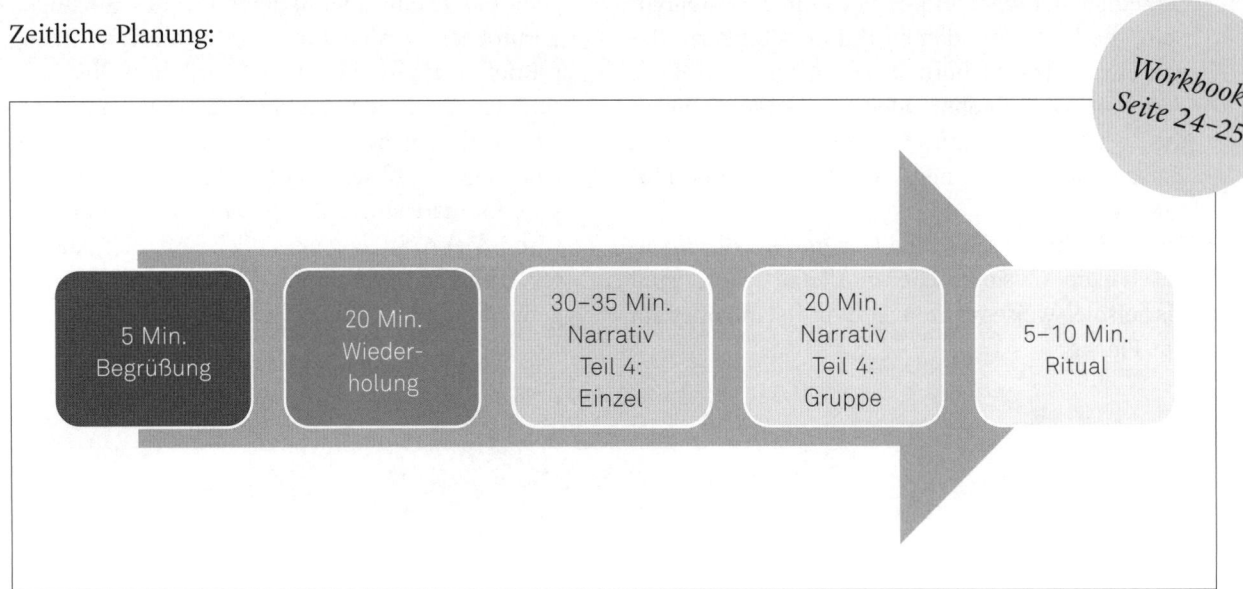

Abbildung 12: Zeitlicher Ablauf Sitzung 5

A) Rational der Sitzung

In der letzten Narrativsitzung werden die Teilnehmenden gebeten, einen Brief an einen anderen Flüchtling zu schreiben, der ähnliche Erlebnisse wie der Teilnehmende erlebt hat. Diese Methode dient der Festigung und Neubetrachtung des Erlebten und der weiteren Verarbeitung. Der Teilnehmende reflektiert über seine Erlebnisse und nimmt dabei quasi eine „Expertenrolle" für die Bewältigung seines Traumas ein. Die bisher gelernten Bewältigungsstrategien werden gefestigt und validiert. Die eigenen traumatischen Erlebnisse können so besser abgeschlossen werden. Im Schreiben werden eigene Bewältigungsstrategien deutlich (z. B. positiv denken, mit anderen darüber reden, ein Ziel vor Augen zu haben ...) und der Teilnehmende erkennt seine eigenen Fortschritte bei der Traumabewältigung, was zu einer erhöhten Selbstwirksamkeit führt („Ich habe es so weit gebracht, jetzt kann ich einem anderen helfen."). Die Teilnehmenden entwickeln das Gefühl, „Experten" für solch eine Stressbewältigung zu sein und können gestärkt in die Zukunft schauen.

Die Teilnehmenden sollen in dieser Sitzung wiederum zunächst in Einzelarbeit ihren Brief schreiben, um sich

ihrer eigenen Ressourcen und Bewältigungsstrategien bewusst zu werden. In einem zweiten Schritt werden alle von den Gruppenteilnehmenden notierten Strategien und Ressourcen gesammelt und gemeinsam betrachtet, damit die Teilnehmenden zum einen noch weitere Strategien kennen lernen und zum anderen von den anderen Teilnehmenden sowie Gruppenleitern verstärkt werden („Das hast du echt gut gemacht", „Das probiere ich auch mal").

Die Einheiten „Sicherheit in Deutschland" und „Brief schreiben" ermöglichen bei den Teilnehmenden eine Fokusveränderung. Der Fokus wird auf ihre Selbstwirksamkeit und individuellen Ressourcen gelegt. Sie denken darüber nach, wie viel sie schon erlebt und was sie alles erreicht haben. Dies minimiert ein Stück weit die Belastung aufgrund aktueller Themen wie Abschiebung und ermöglicht den Jugendlichen, über eigene Perspektiven fernab der aktuell belastenden Situationen zu sprechen.

Zusammengefasst sollen die Teilnehmenden in dieser Sitzung mit Blick auf die eigenen Erlebnisse gestärkt hervorgehen und Strategien/Ressourcen an die Hand bekommen.

B) Praktische Durchführung

Tabelle 8: Durchführung Sitzung 5

Um was geht's?	Zeit	Ziel	Umsetzung	Dazugehörige Seiten
Begrüßung und Blitzlicht	5 Min.	Gemeinsamer Beginn der Sitzung	• Alle Teilnehmenden werden freundlich begrüßt. • Alle setzen sich in einen Stuhlkreis und berichten kurz, wie es ihnen heute geht und was sie vor der Sitzung gemacht haben.	
Wiederholung	20 Min.	Vorige Inhalte werden habituiert	• Alle vorigen Narrativteile werden nochmals durchgelesen/angeschaut. Dies kann im Einzel- und/oder Gruppensetting geschehen.	
Traumanarrativ Teil 4	30–35 Min. Einzel-arbeit 20 Min. Gruppen-arbeit	Positiver Abschluss des Narrativs, Ressourcen-aktivierung	• Als Startpunkt kann eine Fallvignette (Fallbeispiel) eines anderen (un-bekannten) Flüchtlings dienen, an den der Brief adressiert wird – evtl. kann man hierfür aus der eigenen Erfahrung mit jungen Geflüchteten ein Raster schaffen (anderer Name, evtl. anderes Herkunftsland, aber ansonsten ähnliche Erlebnisse und Probleme wie die jeweiligen Teilneh-menden ....) (vgl. C) Mögliche Schwierigkeiten und Tipps) • <u>Einzelarbeit</u>: Die Teilnehmenden schreiben ihren eigenen Brief. Die Gruppenleiter gehen nebenher von Tisch zu Tisch und haben eine bera-tende Funktion. <u>Belastungsabfrage</u>: kurz, jeder sagt eine Zahl • <u>Gruppenarbeit</u>: In dieser Phase werden alle Teilnehmenden eingeladen, ihren Brief vorzutragen. Anschließend werden die Ressourcen, Bewälti-gungsstrategien (Tipps für andere) zusammengetragen.	
Abschlussritual	5–10 Min.	Gemeinsamer pos. Abschluss der Sitzung	• Besprechung und Planung der Graduierungsfeier. • Die ganze Gruppe führt das gemeinsame Ritual durch.	

Tabelle 8: Fortsetzung

Um was geht's?	Dazugehörige Seiten
Sitzungsprotokoll	

C) Mögliche Schwierigkeiten und Tipps

- Einzelne Teilnehmende können Schwierigkeiten haben, mit dem Brief zu beginnen. Diese profitieren von einer Imaginationsübung, bei welcher die Teilnehmenden sich zunächst in einen Flüchtling, der in ihrer ursprünglichen Heimat lebt, hineinversetzen. Sie sollen sich die Situation genau vorstellen, in welcher sie damals selbst waren und welche der Flüchtling jetzt vor sich hat. Anleitende Fragen der Gruppenleiter können die Teilnehmenden in ihrem Schreibprozess weiterhin unterstützen. Beispiele hierfür sind „Was hat dir in dem Moment geholfen?", „Hast du mit jemandem darüber geredet?", „Wenn du an deine schwierige Zeit zurückdenkst, was hat dir geholfen weiterzugehen?" etc. Es kann außerdem hilfreich sein, gemeinsam ein „Fallkonzept" zu erarbeiten, indem man eine imaginäre Person mit der Gruppe kreiert „Wie könnte er/sie heißen? Woher könnte er/sie kommen? Warum muss er/sie sich auf die Flucht begeben?".

- Durch das Lob der Gruppenleiter während des Schreibprozesses fühlen sich die Teilnehmenden positiv verstärkt, und es wird ihnen leichter fallen, den Brief zu schreiben.
- Falls es den Teilnehmenden in der Gruppe schwerfällt, einen eigenen Brief zu schreiben, können alle einen gemeinsamen Brief schreiben.
- Es ist möglich, dass die Teilnehmenden dem/der Jugendlichen raten, im Heimatland zu bleiben und sich gar nicht auf die Flucht zu begeben. Beispielsweise weil die Flucht so schwierig und belastend war. Das ist völlig in Ordnung, in der Sitzung können trotzdem Ressourcen und Stärken der Einzelnen gesammelt werden.
- In dieser Sitzung werden häufig sehr intime und persönliche Tipps ausgetauscht wie z.B. Seife oder Damenbinden mitzunehmen oder kein Bargeld an sich zu haben, da man ausgeraubt werden kann. Diese Tipps sollten besonders gelobt und unterstützt werden.

2.6.7   Sitzung 6; Fokus: Zukunftsperspektive und Abschluss

Zeitliche Planung:

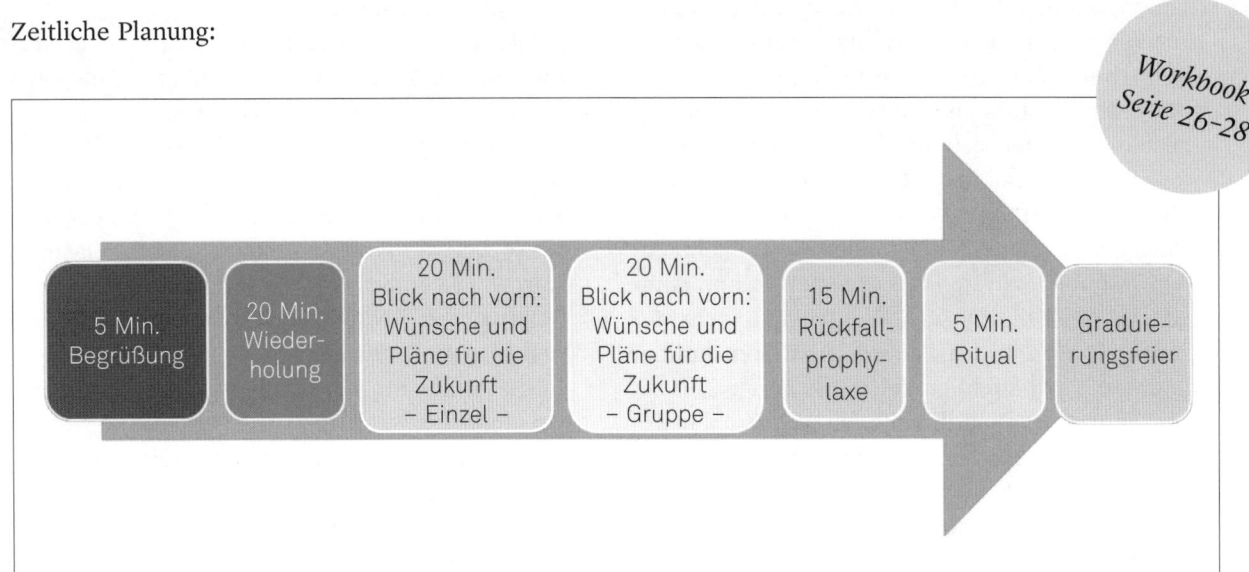

Abbildung 13:   Zeitlicher Ablauf Sitzung 6 (Anmerkung: Die Graduierungsfeier ist zeitlich nicht direkt eingegrenzt.)

A) Rational der Sitzung

In den letzten Sitzungen wurden die Vergangenheit und der momentane Zustand in Deutschland erörtert. In der abschließenden Sitzung soll nun eine Zukunftsperspektive geschaffen werden. Die Teilnehmenden sollen den Blick nach vorne richten und eigene realistische Ziele und Wünsche formulieren. Ziel ist es, die Motivation für die Zielerreichung zu stärken und konkrete Schritte/Handlungen und Pläne zu diesem Zweck zu formulieren. Beispielsweise kann ein Teilnehmender als Ziel haben, einen Schulabschluss zu erreichen. Davon lassen sich für die Zielerreichung notwendige Schritte wie Deutsch lernen, zur Schule gehen etc. ableiten und konkret formulieren.

Vor der Graduierungsfeier werden alle Teilnehmenden im Rahmen einer Rückfallprophylaxe ermutigt, sich Gedanken zu machen, was ihnen in schwierigen Situationen bisher geholfen hat und was sie von der Intervention mitnehmen. Die Rückfallprophylaxe stärkt die Selbstwirksamkeit und bietet Handlungsmöglichkeiten bei potenziell zunehmender Belastung nach der Gruppenteilnahme.

Den Teilnehmenden soll in dieser Sitzung vermittelt werden, dass sie dazu befähigt sind, ihre traumatischen Erlebnisse nun als vergangen zu betrachten und angstfreier daran zurückzudenken. Die Teilnehmenden sollen ein Gefühl von Stärke entwickeln, dass sie es bis nach Deutschland geschafft haben. Die Idee ist, dass sie sich nun wieder auf das Positive konzentrieren und in die Zukunft blicken können. Mit einer gestärkten Selbstwirksamkeit („Ich schaffe das") und neuen Zielen sollen die Teilnehmenden die Intervention abschließen.

Bei der Graduierungsfeier werden alle Teilnehmenden nochmals ausführlich gelobt, dass sie „ihren Weg gegangen sind" – sowohl bezogen auf ihre bisherigen Lebenserfahrungen, als auch auf die vollständige Teilnahme an der Intervention. Die Teilnehmenden sind meist sehr stolz auf sich bei der Entgegennahme der Urkunden. Sie sind stolz darauf, wie viel sie in ihrem Leben schon geschafft und was sie in der Intervention geleistet haben. Die Mappe mit Materialien (Workbook, Karte etc.) hat oft einen sehr hohen Stellenwert für die Teilnehmenden, das Mitgeben der Materialien am Ende ist ihnen deshalb wichtig. Das Aushändigen der Workbooks ist für die Teilnehmenden eine Gedächtnisstütze, was sie alles geschafft haben in der Intervention und gleichzeitig kann das Workbook als „Notfallkoffer" angesehen werden. Die Materialien können aber auch bei den Gruppenleitern bleiben; hierdurch können die Teilnehmenden eine gewisse

Distanz zwischen sich und ihre schlimmen Erlebnisse schaffen. Die personifizierten Urkunden geben den Teilnehmenden ein Stück Identität und Zugehörigkeit. Außerdem haben Urkunden in anderen Kulturkreisen (Naher Osten oder Nordafrika) häufig eine hohe Bedeutung. Die Abschlussfeier am Ende ist gleichermaßen eine Feier für die Gruppenleiter. Sie haben es geschafft, die Teilnehmenden durch die Intervention zu führen und dabei sehr viel geleistet. Die Abschlussfeier ist sowohl Wertschätzung für die Leistung der Teilnehmenden als auch der Gruppenleiter und darf gemeinsam genossen werden!

B) Praktische Durchführung

Tabelle 9: Durchführung Sitzung 6

Um was geht's?	Zeit	Ziel	Umsetzung	Dazugehörige Seiten
Begrüßung und Blitzlicht	5 Min.	Gemeinsamer Beginn der Sitzung	• Alle Teilnehmenden werden freundlich zur letzten Sitzung begrüßt. • Alle setzen sich in einen Stuhlkreis und berichten kurz, wie es ihnen heute geht und was sie vor der Sitzung gemacht haben.	
Wiederholung	20 Min.	Festigung der Inhalte, Habituation	• Zunächst wird kurz gemeinsam rekapituliert, was in den letzten Interventionssitzungen erarbeitet wurde. • Besprechung der Hausaufgabe (Sicherheitsmerkmale im Alltag), Teilnehmende loben für das Bearbeiten und Mitbringen der Hausaufgaben. • Alle Narrativteile werden nochmals selbstständig gelesen. • In der Gruppe wird besprochen, wie alle die Narrativarbeit fanden, was schwierig/leicht war, ob sie denken, dass es ihnen geholfen hat u.Ä. • Die Teilnehmenden werden hierbei nochmals einzeln ausgiebig gelobt, dass sie ihre Geschichte erzählt haben und sozusagen ihren Weg gegangen sind.	
Blick nach vorn: Wünsche und Pläne für die Zukunft	20 Min.	Perspektiven und Ziele schaffen	• Überleitung von „Du hast viel geschafft, auch hier in der Gruppe" hin zu „Wie geht dein Weg weiter?" • In einer kurzen Einzelarbeit soll sich jeder Teilnehmende überlegen, was die nächsten persönlichen Ziele sind. Das kann ein guter Umgang mit dem laufenden Asylverfahren, ein Schulabschluss, ein Praktikum, enge Freundschaften oder Ähnliches sein. • Diese Ziele sollten positiv, gleichzeitig realistisch und erreichbar sein. • Anhand der formulierten Ziele sollen Schritte erarbeitet werden, wie die Ziele erreicht werden können. • Anschließend werden die Ziele und Pläne den anderen Teilnehmenden vorgestellt. • Es können alternative Arbeitsblätter zu persönlichen Zielen und Schritte zur Zielerreichung eingesetzt werden. • Die Botschaft am Ende sollte dann sein: „Du hast es schon so weit gebracht, du kannst deine Ziele erreichen!"	

Tabelle 9: Fortsetzung

Um was geht's?	Zeit	Ziel	Umsetzung	Dazugehörige Seiten
Rückfall-prophylaxe	15 Min.	Reflektion, Gefühl von Stolz	• Jeder Teilnehmende denkt für sich über die zwei Fragen auf dem Ar-beitsblatt nach und macht sich Notizen. • Anschließend werden die Erkenntnisse im Plenum besprochen. • Schließlich kann die Grafik auf Seite 28 gemeinsam betrachtet und deren Bedeutung besprochen werden.	
Ritual	5 Min.	Gemeinsamer pos. Abschluss	• Die ganze Gruppe führt das gemeinsame Ritual durch. • Dieser Teil kann in die Graduierungsfeier eingearbeitet werden.	
Ende (Graduie-rungsfeier)		Positiver Ab-schluss und Selbstwirksam-keit der Teilneh-menden stärken	• Diese kann ganz unterschiedlich, nach den Wünschen der Teilnehmen-den und Gruppenleiter veranstaltet werden. • Die Workbooks sowie Urkunden werden feierlich überreicht. • Zum Abschied können kleine Geschenke in Form von Fotos, Postkarten oder Armbändern als Erinnerung an das Erreichte verteilt werden. • Das Bild auf der letzten Seite (Jugendlicher läuft gen Sonne) dient als Projektionsfläche und wird von den Teilnehmenden gerne ausgiebig be-sprochen. Das Bild kann auch an anderer Stelle in der letzten Sitzung besprochen werden (vgl. Rückfallprophylaxe). • Die Dauer und Gestaltung der Feier ist nicht vorgegeben.	

Tabelle 9: Fortsetzung

Um was geht's?	Dazugehörige Seiten
Sitzungsprotokoll	

C) Mögliche Schwierigkeiten und Tipps

- In der 6. Sitzung kann am Anfang nochmals Zeit eingeplant werden, um einen ausführlichen Rückblick über alle Sitzungen (Workbook nochmals komplett durchlesen) zu machen. So werden alle Inhalte wiederholt und allen wird bewusst, was sie geleistet haben. Außerdem ergibt es als Vorarbeit zum Thema Zukunft eine „runde Sache".

- Falls ein Teilnehmender Schwierigkeiten hat, Ziele für die Zukunft zu formulieren, können Gruppenleiter fragen, wie die Person sich seine Lebensumstände in zwei oder fünf Jahren vorstellt. Mögliche Fragen: Welche Ausbildung wird angestrebt? Welcher Job? Wo möchte man leben? Soll das eigene Leben dann anders sein als jetzt? Welche anderen Personen sind wichtig?

- Unrealistische Ziele (z.B. für den FC Barcelona in der Champions League spielen) sollten abstrahiert und in erreichbare Ziele umformuliert werden (z.B. für den Verein der Stadt spielen, dann vielleicht in einer höheren Liga).

- Bei überwiegend pessimistischen Erwartungen, z.B. bezogen auf die Aufenthaltsperspektive („Ich muss eh zurück, bringt doch alles nichts"), ist es hilfreich, verschiedene Wege und Alternativen aufzuzeigen (Was ist, wenn du abgeschoben wirst/was ist, wenn du hier bleibst?) und gut zu erklären wie der Ablauf bei laufenden Verfahren ist (asylrechtliche Situation). Verschiedene Ausgänge können „zu Ende gedacht" werden und an die eigenen Stärken und Bewältigungsfertigkeiten bei künftigen Schwierigkeiten erinnert werden. Zusätzlich könnten realistische Wahrscheinlichkeiten über die mögliche Aufenthaltsbefristung gefördert werden. Möglichkeiten zur aktiven Verbesserung ihrer Aufenthaltsperspektive können angesprochen werden, wie z.B. Erlernen der deutschen Sprache, regelmäßiger Schulbesuch, Aufnahme einer Ausbildung oder Arbeit, Teilhabe an sozialen Aktivitäten. Es sollten keine unrealistischen Versprechungen gemacht werden, vielmehr sollten das Vertrauen und die Hoffnung in eine gute persönliche Zukunft gestärkt werden. Falls der Jugendliche tatsächlich abgeschoben wird, ist nochmals hervorzuheben, dass der Jugendliche anders zurückgeht als er gekommen ist. Er hat viel gelernt und eine große innere Stärke entwickelt.

- In der Rückfallprophylaxe kann auf die Psychoedukation nochmals Bezug genommen werden („Ich habe gelernt, dass es ok ist, wenn man manchmal traurig ist").

- Eine Gruppe aus den Evaluationsstudien stellte den Prozess während der Intervention „Mein Weg" als einen Weg auf einen Berg bildlich dar. Dieses Bild wurde am Ende allen Teilnehmenden mitgegeben.

2.7 Modul 3: Belastungseinschätzung nach der Gruppendurchführung (Evaluation, Teil 2)

Im Kapitel „Modul 1: Evaluation Teil 1" wurden bereits das Konzept der Evaluation sowie die Durchführung einer Belastungseinschätzung erläutert. In diesem Modul wird die Verlaufsmessung zum Symptom-Monitoring und Qualitätsmanagement erklärt.

2.7.1 Schritte der Belastungseinschätzung

Die Durchführung der Belastungseinschätzung ist genau gleich wie vor der Intervention (s. Kapitel 2.5.2). Da die Fragebögen einen Zeitraum von etwa zwei Wochen erfassen, ist es sinnvoll, die Bögen etwa 10 bis 14 Tage nach dem letzten Sitzungstermin zum zweiten Mal ausfüllen zu lassen. Nur so kann festgestellt werden, ob der Jugendliche von der Intervention profitiert hat. Das jeweilige Ergebnis (Summenwerte von CATS und PHQ-8) wird dem jeweiligen Teilnehmenden zurückgemeldet, mit den Werten von Belastungseinschätzung I verglichen und in das Dokumentationsformular (vgl. Kapitel 2.5.1.1) eingetragen. Falls ein Jugendlicher nach der Intervention bei einem der beiden Fragebögen im roten Bereich ist, wird eine psychiatrische oder psychotherapeutische Untersuchung empfohlen. Eine Rückmeldung der Werte an die Bezugsbetreuer und ggf. Vormunde, nach Absprache mit dem Teilnehmenden, fördert eine gute Zusammenarbeit und vor allem den Transfer der „Mein Weg"-Inhalte in den Gruppenalltag. Wie die Fragebögen durchgeführt und ausgewertet werden, ist ausführlich in Kapitel 2.5.1 dargestellt.

Das erneute Ausfüllen der Fragebögen kann mit einer schönen Gruppenaktivität (z.B. zusammen essen gehen) verbunden werden. Die Erfahrung hat gezeigt, dass sich sowohl die Gruppenteilnehmer als auch die Gruppenleiter über ein Wiedersehen nach der 6. Sitzung stets sehr gefreut haben und dies nutzten, um noch einmal ins Gespräch zu kommen.

Wie in Belastungseinschätzung I beschrieben, dient die Belastungseinschätzung auch dem Qualitätsmanagement. Falls sich bei den meisten Teilnehmern keine Veränderung oder gar eine Verschlechterung der Symptomatik zeigt, sollte die Qualität der Durchführung nochmals näher betrachtet werden. Hierfür kann es hilfreich sein, eine objektive externe Person zu Rate zu ziehen. Dies kann der psychologische Fachdienst, Supervisor oder auch die Autorin des Manuals sein.

2.7.2 Nachsorge

Am Ende eines Durchlaufes stellt sich oft die Frage, wie man die Nachhaltigkeit des Angebotes gewährleisten kann. Häufig gibt es nach der Gruppenintervention noch Behandlungsbedarf, vielleicht auf einer anderen Ebene oder mit anderen Themen. Es entstehen gute Gruppendynamiken und Jugendliche profitieren voneinander. Ein weiterführendes Anbot kann bei Wunsch der Beteiligten und möglichen Ressourcen etabliert werden. Hierbei ist es wichtig, den Teilnehmenden zu signalisieren, dass nun erst einmal ein Teil des Weges vorbei ist und sie großartige Arbeit geleistet haben. Es sind dann unterschiedliche Varianten möglich, die auch schon im Rahmen des Forschungsprojektes realisiert wurden. Die Teilnehmenden haben meist eine gute Vorstellung davon, was sie zukünftig brauchen und machen möchten. Hier ein paar Beispiele zur Nachsorge:

- Durchführung der abschließenden Belastungseinschätzung (vgl. Kapitel 2.7.1) bei einem gemeinsamen Termin. Dies hat zum einen den Vorteil, dass alle die Belastungseinschätzung durchführen, und zum anderen kann nochmals gemeinsam besprochen werden, wie es allen nach der Interventionsteilnahme geht und welchen Bedarf an weiteren Interventionen sie noch haben (bspw. roter Bereich indiziert Vorstellung in einer Kinder- und Jugendpsychiatrie/Psychotherapie).
- Bei ausreichend zeitlichen Ressourcen ein offenes Gruppenangebot, um weiterführende Themen zu besprechen (Emotionsregulation, weitere Stabilisierung, aktuelle Situation).
- Weitere Treffen der Gruppe als Freizeitangebote (Spieleabende, gemeinsames Kochen o. Ä.)
- Bei Bedarf weiterführende, psychiatrisch-psychotherapeutische Behandlung (nach der Belastungseinschätzung noch im roten Bereich, schlechtes Zurechtkommen mit alltäglichen Anforderungen) vermitteln.

Kapitel 3
Empirischer Wirksamkeitsnachweis

Die pädagogische traumafokussierte Gruppenintervention „Mein Weg" wurde Anfang 2016 von erfahrenen Klinikern der Klinik für Kinder- und Jugendpsychiatrie/Psychotherapie Ulm sowie kooperierenden Jugendhilfeeinrichtungen im Umkreis Ulm entwickelt. Anschließend wurde die Intervention im Rahmen eines Forschungsprojekts in insgesamt drei Projektphasen (vgl. Abbildung 14) evaluiert und weiterentwickelt. Studienergebnisse der einzelnen Projektphasen werden im Folgenden dargestellt. Die Forschungsarbeiten wurden finanziell und inhaltlich unterstützt durch die World Childhood Foundation und die Otto-Kässbohrer-Stiftung.

3.1 Pilotstudie

In einer Pilotstudie (Januar bis Juli 2016) haben Jugendhilfemitarbeiter aus sechs verschiedenen Jugendhilfeeinrichtungen die Intervention mit insgesamt 36 Teilnehmenden durchgeführt (Pfeiffer & Goldbeck, 2017). Die jungen Flüchtlinge füllten vor und nach der Teilnahme den CATS Fragebogen (vgl. Kapitel 2.5.1.2) gemeinsam mit ihren Betreuern aus. Von den 36 Jugendlichen, die mit der Intervention starteten,

besuchten insgesamt 29 (81 %) alle sechs Sitzungen und schlossen die Intervention mitsamt Belastungseinschätzung am Ende ab. Die 29 Teilnehmenden waren alle männlich, zwischen 14 und 18 Jahre alt, hauptsächlich aus Afghanistan (48,3 %) und im Durchschnitt bereits neun Monate in Deutschland. Insgesamt 20 der Teilnehmenden befanden sich in einem stationären und 9 in einem ambulanten Jugendhilfesetting. Die Teilnehmenden gaben im CATS Fragebogen (Event Checklist) eine Vielzahl von traumatischen Erlebnissen an, im Durchschnitt etwa acht verschiedene Kategorien von Erlebnissen. Am häufigsten wurden Zeugenschaft von Gewalt, Kriegserlebnisse und der plötzliche Verlust einer nahestehenden Person angegeben. Die Teilnehmenden berichteten eingangs im Screening durchschnittlich eine hohe Stresssymptomatik (CATS Mittelwert 27.6; Pfeiffer & Goldbeck, 2017), was indiziert, dass es sich teilweise um eine klinische Stichprobe handelt und einige Teilnehmende wahrscheinlich die Kriterien für eine PTBS Diagnose erfüllten (American Psychiatric Association, 2013).

Die Ergebnisse der Evaluation (Belastungseinschätzung I und II) zeigen, dass sich die Teilnehmenden statistisch und klinisch signifikant in ihrer posttrau-

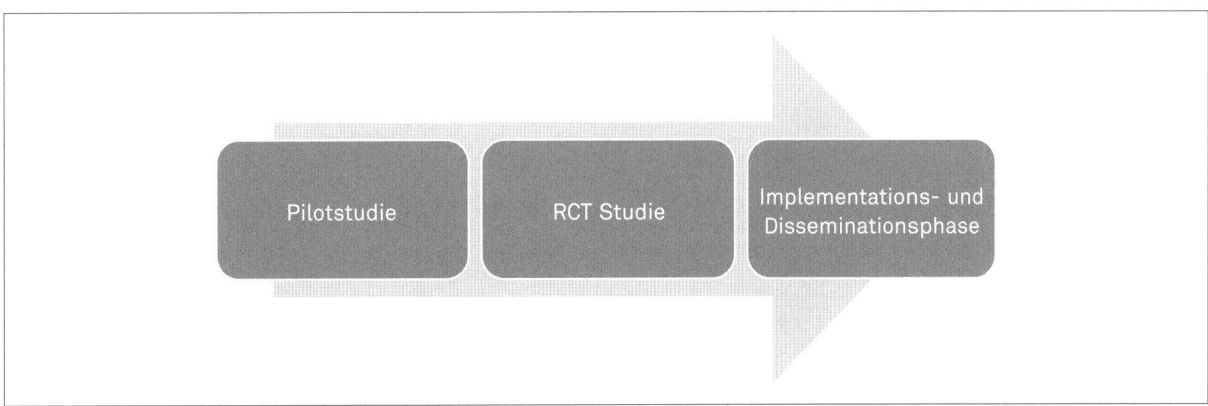

Abbildung 14: Überblick über das Forschungsprojekt „Mein Weg"

matischen Stresssymptomatik verbessert haben ($t(28)$ = 4.172, p = .001; d = 0.97 (Abb. 15)). Besonders in den PTBS Bereichen *Wiedererleben, Negative Veränderungen in Gedanken und Stimmung* und *Vermeidung* zeigten sich starke Verbesserungen. Somit birgt die Pilotstudie erste Hinweise darauf, dass die Intervention zum einen in der Jugendhilfe durchführbar und zum anderen effizient in der Symptomreduktion ist.

Nach der Teilnahme an der Intervention zeigten einige der Teilnehmenden noch eine erhöhte Stresssymptomatik, weshalb diese in ein therapeutisches Setting verwiesen wurden, um den weiteren Hilfebedarf abzuklären. Dies entspricht dem im Kapitel 2.1 beschriebenen gestuften Versorgungsmodell, in welchem der Einzelne das Hilfsangebot erhält, das dem individuellen Bedarf entspricht. Es wurden keine durch die Intervention verursachten Krisen oder psychopathologischen Auffälligkeiten berichtet, was wiederum zeigt, dass die Intervention in der Jugendhilfe machbar und sicher ist. Die Studie wird in folgendem wissenschaftlichen Artikel genauer beschrieben: Pfeiffer & Goldbeck, 2017 (vgl. Kap. 3.5 „Relevante Publikationen").

3.2   RCT Studie: Evaluation der Intervention im kontrollierten Studiendesign

3.2.1   Exkurs: Randomisiert kontrollierte Studien

Randomisiert kontrollierte Studien (engl. „Randomized Controlled Trial", kurz: RCT) sind in der klinischen Forschung der Goldstandard, um die Effektivität einer Intervention zu untersuchen. Dieses Studiendesign wird kontrolliert genannt, weil es neben einer Experimentalgruppe auch eine Kontrollgruppe gibt. An der Experimentalgruppe wird die Intervention durchgeführt, die Teilnehmenden in der Kontrollgruppe erhalten dagegen z. B. eine Standardtherapie, befinden sich auf einer Warteliste oder erhalten eine „Schein-Intervention" (Placebo). Im Vergleich zur Kontrollgruppe lassen sich Unterschiede zwischen den Gruppen hinsichtlich des Effektes direkt auf die Intervention zurückführen. Die Studienteilnehmenden werden nach dem Zufallsprinzip der Gruppe zugewiesen, weshalb das Studiendesign „randomisiert" heißt.

3.2.2   Die RCT-Studie zu „Mein Weg"

Nach einer Weiterentwicklung der Intervention im Sommer 2016 wurde von September 2016 bis Juni 2017 eine RCT Studie zu „Mein Weg" in sieben süddeutschen Jugendhilfeeinrichtungen durchgeführt (Pfeiffer, Sachser, Rohlmann & Goldbeck, 2018). Die Koordinatoren (Jugendhilfemitarbeiter, die für die Organisation von „Mein Weg" in ihrer Einrichtung zuständig waren) der jeweiligen Einrichtung waren für die Rekrutierung der Teilnehmenden zuständig und luden alle jungen Flüchtlinge, die in ihrer Einrichtung in Frage kommen könnten, zu einem einrichtungsinternen „Screening-Termin" ein (vgl. Belastungseinschätzung I). Beim Screening-Termin wurden die Jugendlichen über die Studie informiert und füllten unter anderem die Fragebögen zu ihrer posttraumatischen Stresssymptomatik (CATS Selbst- und Fremdurteil durch Betreuer; Sachser et al., 2017), Depression (PHQ-8; Kroenke et al., 2001) und dysfunktionalen posttraumatischen Kognitionen (CPCTI-S; Meiser-Stedman et al., 2009) aus. Insgesamt nahmen 205 Jugendliche in den sieben Einrichtungen am Screening teil. Hiervon erfüllten 106 nicht die Einschlusskriterien und 99 junge Flüchtlinge wurden schließlich in die Studie eingeschlossen (für mehr Informationen zu Ein- und Ausschlusskriterien vgl. Pfeiffer et al., 2018).

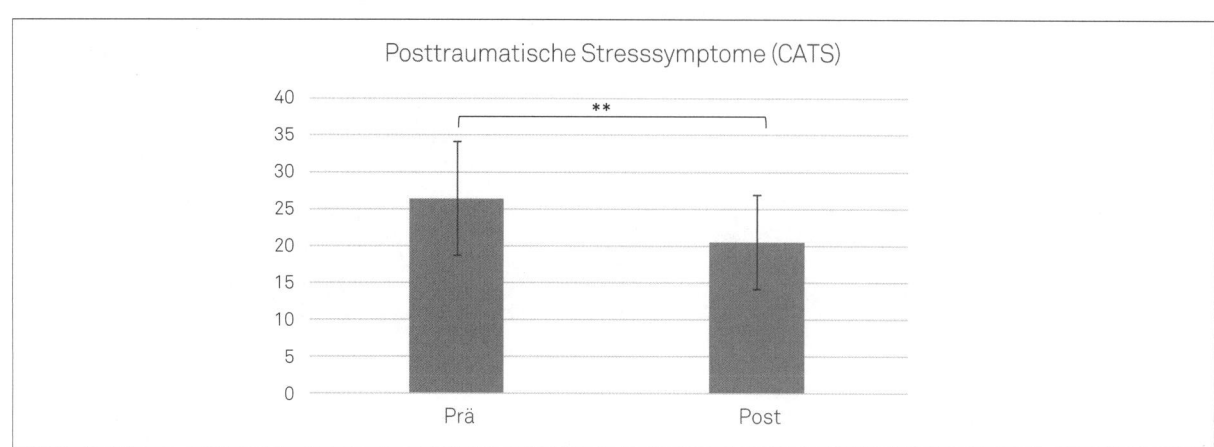

Abbildung 15:   CATS Summenwerte der posttraumatischen Stresssymptome vor und nach der Intervention „Mein Weg"

Diese wurden anschließend nach dem Zufallsprinzip zwei unterschiedlichen Gruppen zugeteilt: (1) Reguläre pädagogische Betreuung und zusätzlich Teilnahme an der Intervention „Mein Weg" (Experimentalgruppe) und (2) Reguläre pädagogische Betreuung (kurz: RPB) in der Jugendhilfe (Kontrollgruppe). Nach etwa acht Wochen füllten alle Teilnehmenden in beiden Gruppen erneut die Fragebögen aus. Anschließend wurden die Teilnehmenden der Kontrollgruppe eingeladen, auch an der Intervention teilzunehmen. Die Teilnehmenden aus Gruppe 1 füllten nach drei Monaten erneut die Fragebögen aus, um mögliche Langzeiteffekte der Intervention zu überprüfen. Das Studiendesign wird in Abbildung 16 genauer dargestellt.

3.2.3 Beschreibung der Studienteilnehmenden

Insgesamt 50 Teilnehmende wurden in die Interventions-Gruppe und 49 Teilnehmende die RPB-Gruppe randomisiert. Die Teilnehmenden waren 14 bis 19 Jahre alt und größtenteils männlich (93 %). Die Herkunftsländer der Teilnehmenden waren Afghanistan (45 %), Syrien (11 %), Gambia (10 %), Somalia (7 %), Iran (7 %), Eritrea (3 %), jeweils zwei (2 %) aus Pakistan, Irak, Äthiopien, Angola, Senegal und jeweils einer (1 %) aus Nigeria, Ghana, Guinea-Bissau, Elfenbeinküste und Kurdistan. Die durchschnittliche bisherige Aufenthaltsdauer in Deutschland betrug 12.7 Monate (6–36 Monate) und in der jeweiligen Einrichtung 9,1 Monate (1–24 Monate). Ein Großteil der Teilnehmenden besuchte eine Vorbereitungsklasse (56 %) oder andere Schulen wie die Berufsschule (5 %) oder Hauptschule (10 %). Nur ein kleiner Teil besuchte überhaupt

keine Schule (2 %) zum Zeitpunkt des Screenings. In der CATS Event Checkliste gaben die Teilnehmenden im Durchschnitt neun verschiedene traumatische Erlebnisse an, am häufigsten wurde der Verlust einer nahestehenden Person (80.6 %), Zeugenschaft von Gewalt (82.3 %) und Kriegserlebnisse (80.2 %) angegeben. Die Teilnehmenden bilden ein repräsentatives Bild der Flüchtlingsstichprobe in Deutschland ab. Die Gruppen unterschieden sich bei Studieneinschluss nicht signifikant in relevanten sozio-demografischen Angaben und der psychischen Belastung.

3.2.4 Studienergebnisse

3.2.4.1 Posttraumatische Belastungsstörung

Von den 50 Teilnehmenden in der Interventions-Gruppe begannen 47 die Intervention, davon haben 37 mindestens fünf Sitzungen besucht. Sowohl die Teilnehmenden aus der Interventions-Gruppe (CATS-Summenwert=29.0) als auch die Teilnehmenden aus der RPB-Gruppe (CATS-Summenwert=31.9) gaben im Durchschnitt zum ersten Messzeitpunkt eine Vielzahl von Symptomen an, weshalb von einer sehr belasteten Studienpopulation gesprochen werden kann. Zum zweiten Messzeitpunkt gaben die Teilnehmenden aus der Interventions-Gruppe im Vergleich zu denen aus der RPB-Gruppe statistisch signifikant weniger posttraumatische Stresssymptome an als zum ersten Messzeitpunkt, was die Effektivität der Intervention in Bezug auf posttraumatische Stresssymptome zeigt ($F(1, 82)=4.69$, $p=.003$, $d_{\text{MEINWEG}}=0.61$, $d_{\text{RPB}}=0.15$, $d_{\text{Interaktion}}=0.33$; vgl. Abb. 17). Die Ergebnisse sind nicht nur in Übereinstimmung mit der

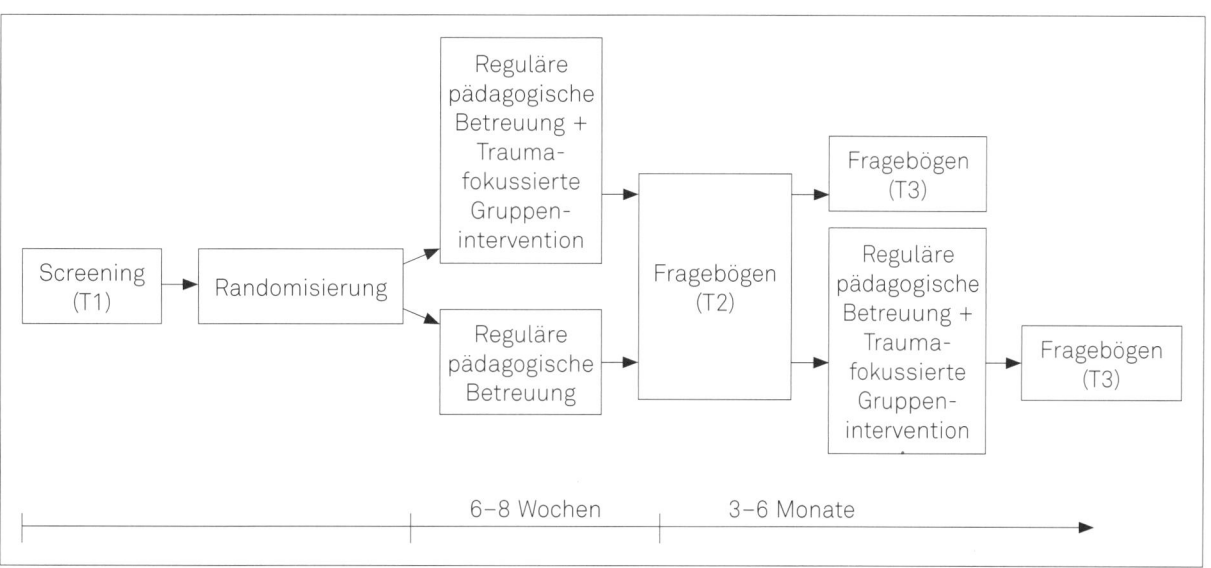

Abbildung 16: Ablauf der randomisiert-kontrollierten Studie zu „Mein Weg"

Pilotstudie, sondern zeigen darüber hinaus, dass die Intervention der regulären Betreuung überlegen ist. Die Effektstärke ist vergleichbar mit anderen niedrigschwelligen kognitiv-behavioralen Gruppeninterventionen (Rolfsnes & Idsoe, 2011; Tyrer & Fazel, 2014).

Neben dem Selbsturteil der Teilnehmenden wurde zusätzlich das Fremdurteil der Betreuer erfasst. Hierbei zeigten sich keine Unterschiede in beiden Gruppen. Die Betreuer berichteten im Vergleich zu den Teilnehmenden durchschnittlich weniger Symptome zum ersten und zweiten Messzeitpunkt. Die Korrelationen zwischen CATS Selbst- und Fremdurteil waren niedrig ($r=0.208$), besonders bei internalisierenden Symptomen wie Wiedererleben. Dieses Ergebnis lässt sich möglicherweise damit erklären, dass eine Vielzahl von PTBS-Symptomen nicht von außen wahrnehmbar sind und junge Flüchtlinge nicht im Detail über ihre Erlebnisse und Symptome sprechen (vgl. Vermeidung). Gleichzeitig lässt sich hiervon ableiten, wie wichtig Fortbildungen im Bereich Trauma und Traumafolgestörungen im Jugendhilfe-Setting sind, um die Mitarbeiter sensibler zu machen für die möglichen Traumatisierungen und daraus folgende Symptomatik.

3.2.4.2 Depression und dysfunktionale posttraumatische Kognitionen

Neben der Wirksamkeit im Bereich der posttraumatischen Stresssymptomatik konnten ähnliche Ergebnisse in den Bereichen Depression und dysfunktio-

nale posttraumatische Kognitionen gefunden werden. Die Teilnehmenden der Interventions-Gruppe berichteten zum 2. Messzeitpunkt signifikant weniger depressive Symptome als die RPB-Gruppe ($F(1, 90)=10.72$, $p=.002$; $d_{\mathrm{MEINWEG}}=0.63$; $d_{\mathrm{RPB}}=-0.06$; $d_{\mathrm{Interaktion}}=0.67$). Der Gruppenunterschied im Bereich der dysfunktionalen posttraumatischen Kognitionen wurde nicht signifikant, jedoch berichteten die Teilnehmenden in der Interventions-Gruppe zum 2. Messzeitpunkt dreimal weniger dysfunktionale posttraumatische Kognitionen ($d_{\mathrm{MEINWEG}}=0.57$) als die Teilnehmenden in der RPB-Gruppe ($d_{\mathrm{RPB}}=0.18$; $d_{\mathrm{Interaktion}}=0.34$). Weitere Statistiken entnehmen Sie bitte der dazu veröffentlichten wissenschaftlichen Publikation: Pfeiffer et al., 2018 (vgl. „relevante Publikationen").

3.2.4.3 Weitere Ergebnisse

Insgesamt wurden innerhalb der RCT Studie (Interventions- und RPB-Gruppe) 128 Gruppensitzungen durch 33 geschulte Gruppenleiter durchgeführt. Die Drop-Out Rate von 26 % ist ähnlich wie in anderen Gruppeninterventionen (Ehntholt, Smith & Yule, 2005). Wie in der Pilotstudie wurden keine durch die Intervention verursachten Krisen oder psychopathologischen Auffälligkeiten berichtet. Zusammengenommen zeigen diese Ergebnisse, dass die Durchführung der Intervention „Mein Weg" in der Jugendhilfe machbar und sicher ist.

Sekundäre Analysen haben gezeigt, dass die Wirksamkeit der Intervention unabhängig von der Symptom-

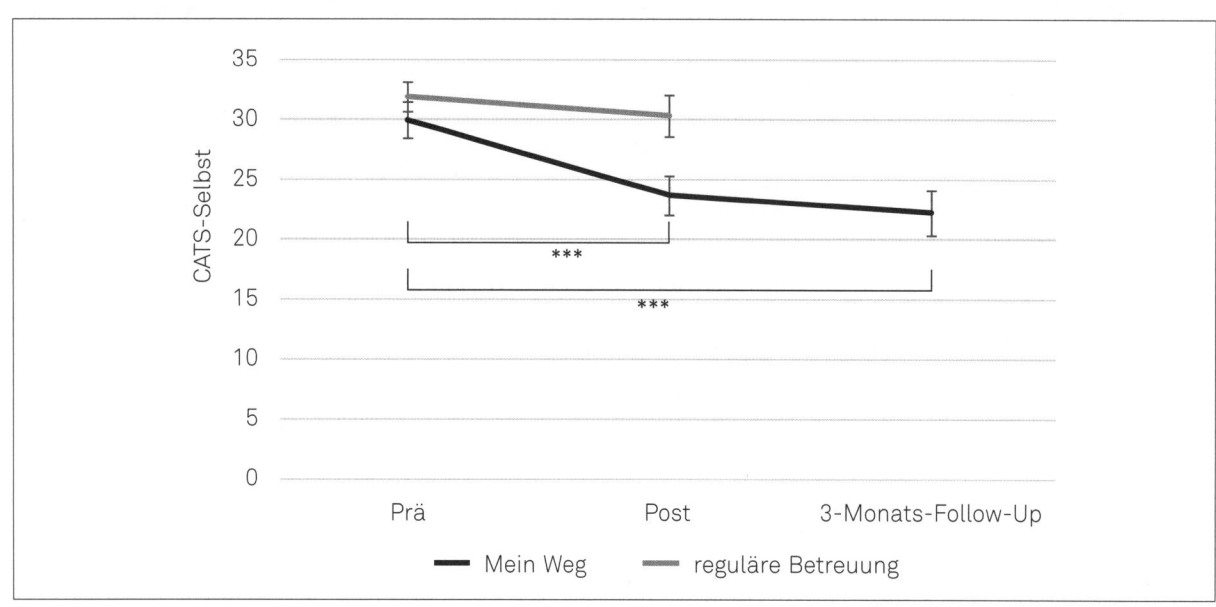

Abbildung 17: Vergleich der Posttraumatischen Stresssymptomatik bzgl. „Mein Weg" (Interventions-Gruppe) vs. reguläre Betreuung (RPB-Gruppe)

schwere bei Studieneinschluss, Alter und Geschlecht der Teilnehmenden ist (Pfeiffer, Sachser, Tutus, Fegert & Plener, submitted), was eine hohe Generalisierbarkeit der Ergebnisse bedeutet.

3.2.4.4 Langzeiteffekte

Die Nachhaltigkeit der Interventionseffekte konnte in den Bereichen Posttraumatische Belastungsstörung und Depression gezeigt werden. Im Durchschnitt bleiben die Interventionseffekte über drei Monate nach dem 2. Messzeitpunkt stabil (vgl. Abbildung 17; Pfeiffer et al., submitted). Aufgrund der in Kapitel 1.2 beschriebenen Post-Migrations-Faktoren ist die Nachhaltigkeit der Effekte ein besonders erfreuliches Ergebnis. Längere Follow-Up Zeiträume sollten jedoch in Zukunft erhoben werden. Genauere Informationen zu Langzeiteffekten finden Sie in der aktuell eingereichten Publikation: Pfeiffer et al., submitted.

3.3 Implementations- und Disseminationsphase

Im Anschluss an die RCT Studie wurde im Rahmen des „Mein Weg" Forschungsprojekts eine „Dissemination and Implementation (D&I)"-Phase durchgeführt. Diese Projektphase hatte zwei Ziele: Zum einen die weitere Dissemination (Verbreitung) der Intervention und zum anderen die nachhaltige Implementation der Intervention innerhalb der bereits kooperierenden Jugendhilfeeinrichtungen. Insgesamt wurden somit in 2,5 Jahren „Mein Weg" Forschungsprojekt (Pilotstudie, RCT Studie, D&I Phase) schon mehr als 350 Jugendliche in Jugendhilfeeinrichtungen und Schulen gescreent. Über 150 Jugendliche haben an der Intervention teilgenommen, über 40 Gruppen wurden durchgeführt und mehr als 80 Gruppenleiter wurden geschult.

3.4 Forschungsergebnisse bezüglich der Gruppenleitung

Während der RCT-Studie sowie der D&I Phase wurden insgesamt 86 Jugendhilfemitarbeiter in der Intervention „Mein Weg" geschult. Die drei angebotenen Schulungen fanden im Oktober 2016 (33 Teilnehmende), September 2017 (41 Teilnehmende) und Januar 2018 (12 Teilnehmende) statt. Die geschulten Jugendhilfemitarbeiter waren im Durchschnitt 39.34

Jahre alt und ungefähr zu 66 % weiblich. Als höchsten Bildungsabschluss gaben ca. 45 % der Jugendhilfemitarbeiter das Abitur, 35 % die Fachhochschulreife, 18 % die Mittlere Reife und 1,2 % die Hauptschule an. Anschließend haben ca. 35 % der Jugendhilfemitarbeiter eine berufliche Ausbildung absolviert, 57 % haben ein Studium abgeschlossen. Insgesamt 6 % der Jugendhilfemitarbeiter haben sowohl ein Studium als auch eine Ausbildung abgeschlossen. Durchschnittlich berichteten die geschulten Jugendhilfemitarbeiter von 149.35 Monaten (12.44 Jahre) Berufserfahrung. Die durchschnittliche Arbeitserfahrung mit jungen unbegleiteten Flüchtlingen lag bei 22.42 Monaten (1.87 Jahre). Insgesamt gaben ca. 55 % der Jugendhilfemitarbeiter an, bereits an einer oder mehreren Weiterbildungen teilgenommen zu haben. Hinsichtlich ihrer Lebensqualität berichteten 5,8 % eine grenzwertig niedrige Berufszufriedenheit („Compassion Satisfaction"), 1,2 % ein riskantes Level an „Burnout" und 38,4 % eine hohe sekundäre traumatische Stressbelastung (engl. „Secondary Traumatic Stress").

Um eine nachhaltige Implementation der Intervention „Mein Weg" durch die Jugendhilfemitarbeiter sicherzustellen, zielten eine ausführliche Schulung vor und eine klinische Supervision während der Durchführung auf eine Steigerung des Selbstwirksamkeitserlebens der Gruppenleiter ab. Selbstwirksamkeit meint die Erwartung, bestimmte Situationen aufgrund der eigenen Fähigkeiten und Kompetenzen erfolgreich zu bewältigen (Bandura, 1977). Die Selbstwirksamkeitserwartung konnte wiederholt mit einer nachhaltigen Anwendung und Durchführung von Interventionen in Verbindung gebracht werden. Das Selbstwirksamkeitserleben (ASKU; Beierlein, Kemper, Kovaleca & Rammstedt, 2013) der Gruppenleiter in „Mein Weg" wurde sowohl durch die Schulung als auch durch die Supervision statistisch signifikant gesteigert (vgl. Abbildung 18; $F(2, 52) = 6.14$, $p = .004$, $\eta^2 = 0.191$). Das selbst berichtete Fachwissen (vgl. Abbildung 19; $F(2, 48) = 44.87$, $p = .000$, $\eta^2 = 0.652$) wurde zudem auch gesteigert. Das Fachwissen umfasste hierbei Wissen bzgl. traumatischer Ereignisse, Traumafolgestörungen und ihrer Behandlungsmöglichkeiten im Allgemeinen sowie in Bezug auf Flüchtlinge. Weiterhin verringerten sich die erwarteten bzw. erlebten Schwierigkeiten bzgl. der „Mein Weg" Durchführung im Vergleich von vor und nach der Schulung sowie nach der Durchführung der Gruppen ($F(2, 50) = 14.29$, $p = .000$, $\eta^2 = 0.364$).

Mehr Informationen zu den Gruppenleitern der Studie finden Sie in folgender Publikation: Hirschmiller (2018).

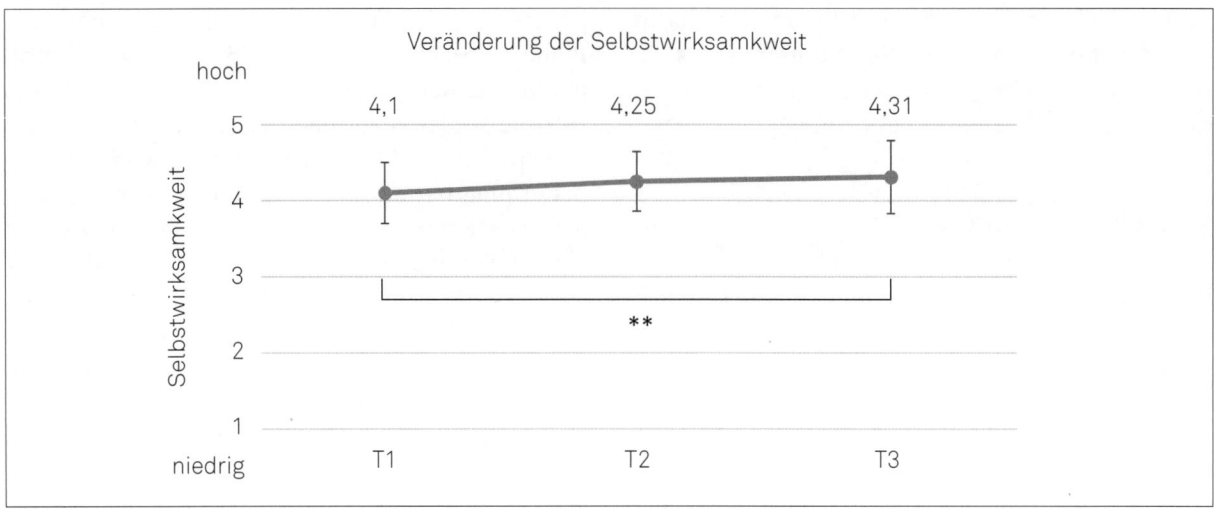

Abbildung 18: Veränderung der Selbstwirksamkeit der Gruppenleiter über die Zeit (N = 55). T1 = Vor der Schulung, T2 = Nach der Schulung, T3 = Nach der Durchführung der Gruppen.

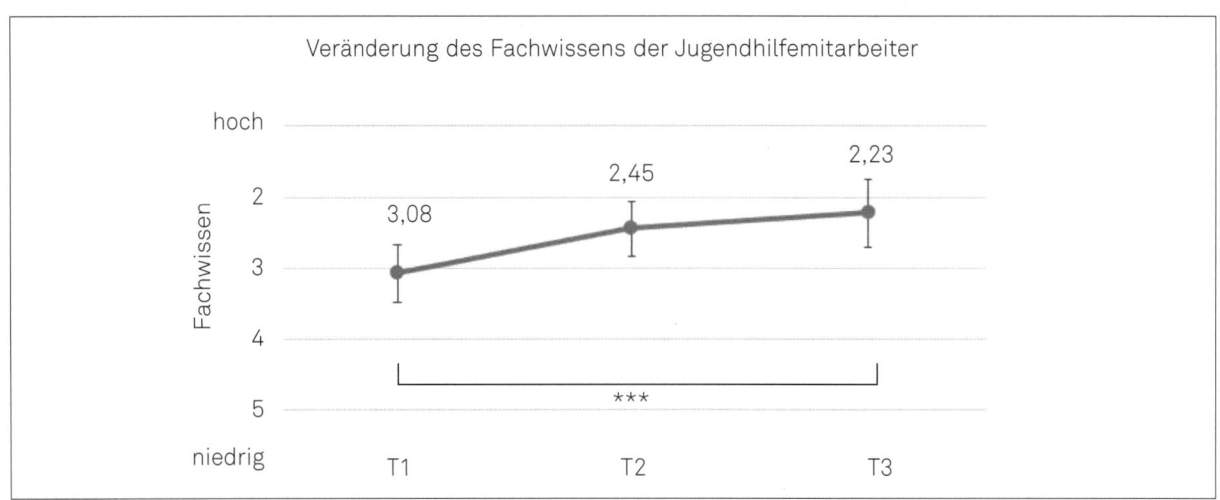

Abbildung 19: Veränderung des Fachwissens der Gruppenleiter über die Zeit (n = 55). T1 = Vor der Schulung, T2 = Nach der Schulung, T3 = Nach der Durchführung der Gruppen.

Relevante Publikationen

Pfeiffer, E. & Goldbeck, L. (2017). Evaluation of a Trauma-Focused Group Intervention for Unaccompanied Young Refugees: A Pilot Study. *Journal of Traumatic Stress, 30* (5), 531–536. http://doi.org/10.1002/jts.22218

Pfeiffer, E., Sachser, C., Rohlmann, F. & Goldbeck, L. (2018). Effectiveness of a trauma-focused group intervention for young refugees: a randomized controlled trial. *Journal of Child Psychology and Psychiatry,* in press. http://doi.org/10.1111/jcpp.12908

Hirschmiller, J., Plener, P.L. & Pfeiffer, E. (submitted). Social Workers Implementing a Trauma-Focused Intervention for Refugees: The Role of Self-Efficacy. *Research on Social Work Practice,* submitted.

Pfeiffer, E., Sachser, C., Tutus, D., Fegert, J.M. & Plener, P.L. (submitted). Trauma-focused group intervention for young refugees: „Mein Weg" Predictors of treatment outcomes and sustainability of treatment effects. *Child and Adolescent Psychiatry and Mental Health,* submitted.

Hirschmiller, J., Fleischmann, B., Pfeiffer, E. & Goldbeck, L. (2017). Das Projekt „Mein Weg": Traumafokussierte Gruppenintervention für junge Flüchtlinge in der Jugendhilfe. *Das Jugendamt, 12,* 585–588.

Hirschmiller, J. (2018). *Empowerment of Non-Specialists to Implement Low-Threshold Trauma-Focused Interventions: The Role of Self-Efficacy* (Master's thesis). University of Ulm, Ulm, Germany.

Pfeiffer, E. (2018). Traumafokussierte Gruppenintervention MEIN WEG. *Evangelische Jugendhilfe,* 3.

3.5 Fazit

Die Befunde sprechen dafür, dass es sich bei der pädagogischen traumafokussierten Gruppenintervention „Mein Weg" um eine wirksame und spezifische Methode zur niedrigschwelligen Behandlung von posttraumatischen Stresssymptomen und Depression bei jungen Flüchtlingen handelt. Die manualisierte Intervention ist nicht nur machbar, sondern auch effektiv im Jugendhilfe-Setting und kann von geschulten und supervidierten Pädagogen erfolgreich durchgeführt werden.

Literatur

Abdallah-Steinkopff, B. (2015). Kultursensible Elternberatung bei Flüchtlingsfamilien. *Zeitschrift für systematische Therapie und Beratung, 33* (3), 109–117.

American Psychiatric Association. (2013). *Diagnostic and statistical manual of mental disorders.* Arlington: American Psychiatric Publishing. http://doi.org/10.1176/appi.books.9780890425596

American Psychiatric Association. (2014). *Diagnostisches und statistisches Manual psychischer Störungen.* Göttingen: Hogrefe.

Bandura, A. (1977). Self-efficacy: Toward a Unifying Theory of Behavioral Change. *Psychological Review, 84* (2), 191–215. http://doi.org/10.1037/0033-295X.84.2.191

Beierlein, C., Kemper, C.J., Kovaleva, A. & Rammstedt, B. (2013). Short scale for measuring general self-efficacy beliefs (ASKU). *Methoden, Daten, Analysen, 7* (2), 251–278. http://doi.org/10.12758/mda.2013.014

Bundespsychotherapeutenkammer (2018). *Ein Jahr nach der Reform der Psychotherapie-Richtlinie.* Verfügbar unter: https://www.bptk.de/uploads/media/20180411_BPtK-Studie_Wartezeiten_2018.pdf [02.08.2018].

Cloitre, M., Stolbach, B.C., Herman, J.L., Kolk, B.V.D., Pynoos, R., Wang, J. & Petkova, E. (2009). A developmental approach to complex PTSD: Childhood and adult cumulative trauma as predictors of symptom complexity. *Journal of traumatic stress, 22* (5), 399–408. http://doi.org/10.1002/jts.20444

Cohen, J.A. Mannarino, A.P. & Deblinger, E. (2016). *Treating Trauma and Traumatic Grief in Children and Adolescent* (2. Aufl.). New York: Guilford Publications.

Cohen, J.A., Mannarino, A.P. & Knudsen, K. (2005). Treating sexually abused children: 1-year follow-up for a randomized controlled trial. *Child Abuse & Neglect, 29* (2), 135–145. http://doi.org/10.1016/j.chiabu.2004.12.005

Copeland, W.E., Keeler, G., Angold, A. & Costello, E.J. (2007). Traumatic Events and Posttraumatic Stress in Childhood. *Archives of General Psychiatry, 64* (5), 577–584. http://doi.org/10.1001/archpsyc.64.5.577

Dorsey, S., Briggs, E.C. & Woods, B.A. (2011). Cognitive-behavioral treatment for posttraumatic stress disorder in children and adolescents. *Child and Adolescent Psychiatric Clinics, 20* (2), 255–269. http://doi.org/10.1016/j.chc.2011.01.006

Ehntholt, K.A., Smith, P.A. & Yule, W. (2005). School-based Cognitive-Behavioural Therapy Group Intervention for Refugee Children who have Experienced War-related Trauma. *Clinical Child Psychology and Psychiatry, 10* (2), 235–250. http://doi.org/10.1177/1359104505051214

Elbert, T., Wilker, S., Schauer, M. & Neuner, F. (2017). Dissemination psychotherapeutischer Module für traumatisierte Geflüchtete: Erkenntnisse aus der Traumaarbeit in Krisen- und Kriegsregionen. *Nervenarzt, 88,* 26–33. http://doi.org/10.1007/s00115-016-0245-3

Essau, C.A., Conradt, J. & Petermann, F. (1999). Häufigkeit der Posttraumatischen Belastungsstörung bei Jugendlichen: Ergebnisse der Bremer Jugendstudie. *Zeitschrift für Kinder-und Jugendpsychiatrie und Psychotherapie, 27* (1), 37–45. http://doi.org/10.1024//1422-4917.27.1.37

Flatten, G., Gast, U., Hofmann, A., Knaevelsrud, C., Lampe, A., Liebermann, P. et al. (2011). S3-LEITLINIE posttraumatische Belastungsstörung ICD-10: F43. 1. *Trauma Und Gewalt, 5* (3), 202–210.

Foa, E.B., Hembree, E.A. & Rothbaum, B.O. (2007). *Treatments that work. Prolonged exposure therapy for PTSD: Emotional processing of traumatic experiences: Therapist guide.* New York, US: Oxford University Press.

Gavranidou, M. & Abdallah-Steinkopff, B. (2007). Brauchen Migrantinnen und Migranten eine andere Psychotherapie? *Psychotherapeutenjournal, 4,* 353–360.

Gillies, D., Taylor, F., Gray, C., O'Brien, L. & D'Abrew, N. (2013). Psychological therapies for the treatment of post-traumatic stress disorder in children and adolescents. *Evidence-Based Child Health: A Cochrane Review Journal, 8* (3), 1004–1116. http://doi.org/10.1002/ebch.1916

Goldbeck, L., Muche, R., Sachser, C., Tutus, D. & Rosner, R. (2016). Effectiveness of Trauma-Focused Cognitive Behavioral Therapy for Children and Adolescents: A Randomized Controlled Trial in Eight German Mental Health Clinics. *Psychotherapy and Psychosomatics, 85,* 159–170. http://doi.org/10.1159/000442824

Hirschmiller, J., Fleischmann, B., Pfeiffer, E. & Goldbeck, L. (2017). Das Projekt „Mein Weg": Traumafokussierte Gruppenintervention für junge Flüchtlinge in der Jugendhilfe. *Das Jugendamt, 12,* 585–588.

Hirschmiller, J. (2018). *Empowerment of Non-Specialists to Implement Low-Threshold Trauma-Focused Interventions: The Role of Self-Efficacy* (Master's thesis). University of Ulm, Ulm, Germany.

Hirschmiller, J., Plener, P. L. & Pfeiffer, E. (submitted). Social Workers Implementing a Trauma-Focused Intervention for Refugees: The Role of Self-Efficacy. *Research on Social Work Practice*, submitted.

Hofstede, G. (2011). Dimensionalizing Cultures: The Hofstede Model in Context. *Online Readings in Psychology and Cultures, 2* (1). https://doi.org/10.9707/2307-0919.1014

Jensen, T. K., Fjermestad, K. W., Granly, L. & Wilhelmsen, N. H. (2015). Stressful life experiences and mental health problems among unaccompanied asylum-seeking children. *Clinical Child Psychology and Psychiatry, 20* (1), 106–116. http://doi.org/10.1177/1359104513499356

Jensen, T. K., Holt, T. & Ormhaug, S. M. (2017). A Follow-Up Study from a Multisite, Randomized Controlled Trial for Traumatized Children Receiving TF-CBT. *Journal of Abnormal Child Psychology, 45,* 1587–1597. http://doi.org/10.1007/s10802-017-0270-0

König, J., Resick, P. A., Karl, R. & Rosner, R. (2012). *Posttraumatische Belastungsstörung: Ein Manual zur Cognitive Processing Therapy.* Göttingen: Hogrefe.

Kroenke, K., Spitzer, R. L. & Williams, J. B. (2001). The PHQ-9: validity of a brief depression severity measure. *Journal of General Internal Medicine, 16,* 606–613. http://doi.org/10.1046/j.1525-1497.2001.016009606.x

Loos, S., Wolf, S., Tutus, D. & Goldbeck, L. (2015). Frequency and type of traumatic events in children and adolescents with a posttraumatic stress disorder. *Praxis der Kinderpsychologie und Kinderpsychiatrie, 64* (8), 617–633. http://doi.org/10.13109/prkk.2015.64.8.617

Mannarino, A. P., Cohen, J. A. & Deblinger, E. (2012). Trauma-focused cognitive-behavioral therapy for children: sustained impact of treatment 6 and 12 months later. *Child Maltreatment, 17,* 231–241. http://doi.org/10.1177/1077559512451787

Maercker, A. (2013). *Posttraumatische Belastungsstörungen* (4. Aufl.). Berlin: Springer. http://doi.org/10.1007/978-3-642-35068-9

Meiser-Stedman, R., Smith, P., Bryant, R., Salmon, K., Yule, W., Dalgeish, T. & Nixon, R. (2009). Development and validation of the Child Post-Traumatic Cognitions Inventory (CPTCI). *The Journal of Child Psychology and Psychiatry, 50* (4), 432–440. http://doi.org/10.1111/j.1469-7610.2008.01995.x

Morina, N., Koerssen, R. & Pollet, T. V. (2016). Interventions for children and adolescents with posttraumatic stress disorder: A meta-analysis of comparative outcome studies. *Clinical psychology review, 47,* 41–54. http://doi.org/10.1016/j.cpr.2016.05.006

National Institute for Clinical Excellence (2005). *The management of PSD in adults and children in primary and secondary care.* Wilshire, UK: Cornwell Press.

Perkonigg, A., Kessler, R. C., Storz, S. & Wittchen, H. U. (2000). Traumatic events and post-traumatic stress disorder in the community: prevalence, risk factors and comorbidity. *Acta Psychiatrica Scandinavica, 101* (1), 46–59. http://doi.org/10.1034/j.1600-0447.2000.101001046.x

Pfeiffer, E. (2018). Traumafokussierte Gruppenintervention MEIN WEG. *Evangelische Jugendhilfe, 3.*

Pfeiffer, E. & Goldbeck, L. (2017). Evaluation of a trauma-focused group intervention of unaccompanied young refugees: A pilot study. *Journal of Traumatic Stress, 30* (5), 531–536. http://doi.org/10.1002/jts.22218

Pfeiffer, E., Sachser, C. & Goldbeck, L. (2017). Posttraumatische Belastungsstörungen im Kindes- und Jugendalter erkennen und behandeln. *Kinder- und Jugendmedizin, 17* (1), 27–31. http://doi.org/10.1055/s-0038-1629399

Pfeiffer, E., Sachser, C., Rohlmann, F. & Goldbeck, L. (2018). Effectiveness of a Trauma-focused Group-Intervention for Young Refugees: A Randomized Controlled Trial. *Journal of Child Psychology and Psychiatry, 59* (11), 1171–1179. http://doi.org/10.1111/jcpp.12908

Pfeiffer, E., Sachser, C., Tutus, D., Fegert, J. M. & Plener, P. L. (submitted). Trauma-focused group intervention for young refugees: „Mein Weg" – Predictors of treatment outcomes and sustainability of treatment effects. *Child and Adolescent Psychiatry and Mental Health.*

Reavell, J. & Fazil, Q. (2017). The epidemiology of PTSD and depression in refugee minors who have resettled in developed countries. *Journal of mental health, 26* (1), 74–83. http://doi.org/10.1080/09638237.2016.1222065

Resick, P. A. & Schnicke, M. (1993). *Cognitive processing therapy for rape victim: A treatment manual.* Thousand Oaks: Sage Publications, Inc.

Rolfsnes, E. S. & Idsoe, T. (2011). School-based intervention programs for PTSD symptoms: A review and meta-analysis. *Journal of Traumatic Stress, 24* (2), 155–165. http://doi.org/10.1002/jts.20622

Ruf, M., Schauer, M., Neuner, F., Catani, C., Schauer, E. & Elbert, T. (2010). Narrative Exposure Therapy for 7- to 16-year-olds: A Randomized Controlled Trial With Traumatized Refugee Children. *Journal of Traumatic Stress, 23* (4), 437–445. http://doi.org/10.1002/jts.20548

Sachser, C., Berliner, L., Holt, T., Jensen, T. K., Jungbluth, N., Risch, E. et al. (2017). International development and psychometric properties of the Child and Adolescent Trauma Screen (CATS). *Journal of Affective Disorders, 210,* 189–195. http://doi.org/10.1016/j.jad.2016.12.040

Schneider, F., Bajbouj, M. & Heinz, A. (2017). Psychische Versorgung von Flüchtlingen in Deutschland: Modell für ein gestuftes Vorgehen. *Nervenarzt, 88,* 10–17. http://doi.org/10.1007/s00115-016-0243-5

Seglem, K. B., Oppedal, B. & Raeder, S. (2011). Predictors of depressive symptoms among resettled unaccompanied refugee minors. *Scandinavian Journal of Psychology, 52,* 457–464. http://doi.org/10.1111/j.1467-9450.2011.00883.x

Shapiro, F. (1995). *Eye movement desensitization and reprocessing: Basic principles, protocols, and procedures.* New York, NY, US: Guilford Press.

Terr, L. C. (1991). Childhood traumas: An outline and over-view. *American Journal of Psychiatry, 148* (1), 10–20. http://doi.org/10.1176/foc.1.3.322

Tutus, D., Pfeiffer, E., Rosner, R., Sachser, C. & Goldbeck, L. (2017). Sustainability of Treatment Effects of Trauma-Focused Cognitive-Behavioral Therapy for Children and Adolescents: Findings from 6- and 12-Month Follow-Ups. *Psychotherapy and Psychosomatics, 86,* 379–381. http://doi.org/10.1159/000481198

Tyrer, R. A. & Fazel, M. (2014). School and community-based interventions for refugee and asylum seeking children: a systematic review. *PLoS ONE, 9* (5), e89359. http://doi.org/10.1371/journal.pone.0089359

United Nations High Commissioner for Refugees. (2018). *UNHCR, Statistiken.* Verfügbar unter: http://www.unhcr.org/dach/de/services/statistiken [02.08.2018].

World Health Organization (1992). *The ICD-10 classification of mental and behavioral disorders: clinical descriptions and diagnostic guidelines.* Genf: World Health Organization.

Anhang

Übersicht über die Materialien auf der CD-ROM
• Dokumentationsformular (Modul 1 und 3)
• Workbook
• Sitzungsprotokolle für die Gruppenleitung
• 2 Landkarten
• Urkunde
• Gefühlskärtchen
• Kleiderschrankmetapher

Dokumentationsformular: MEIN WEG

Einrichtung: _____   Datum: _____

1) Informationen zu den Screenings

Alle gescreenten Jugendlichen werden in die Tabelle nach dem jeweiligen Screening Termin entsprechend eingetragen.

Name	Screening-datum	Alter	Geschlecht (m vs. f)	Herkunftsland	CATS-Wert	PHQ-8-Wert

Dokumentationsformular: MEIN WEG

Seite 2

MEIN WEG

Einrichtung: _____   Datum: _____

2) Informationen zu den Gruppenteilnehmenden

Alle Jugendlichen, die an den Gruppen teilgenommen haben (die zu mind. 1 Termin da waren) werden in die folgende Tabelle eingetragen.

Gruppenteilnehmende Name	Alter	Geschlecht (m vs. f)	Herkunftsland	CATS-Wert VOR der Teilnahme	PHQ-8-Wert VOR der Teilnahme	Anzahl besuchter Sitzungen	CATS-Wert NACH der Teilnahme	PHQ-8-Wert NACH der Teilnahme

Seite 3

Dokumentationsformular: MEIN WEG

Einrichtung: _____ Datum: _____

3) Gruppeninformationen

1. Gruppe

Anzahl der Teilnehmenden bei Gruppenzusammenstellung: _____

Wie viele Teilnehmende waren bei mindestens 5 Sitzungen? _____

Termin erste Sitzung: _____

Termin letzte Sitzung: _____

Wie viele Supervisionstermine wurden wahrgenommen? _____

	Gruppenleitung 1	Gruppenleitung 2
Name		
Der wievielte Gruppendurchlauf ist das?		

2. Gruppe

Anzahl der Teilnehmenden bei Gruppenzusammenstellung: _____

Wie viele Teilnehmende waren bei mindestens 5 Sitzungen? _____

Termin erste Sitzung: _____

Termin letzte Sitzung: _____

Wie viele Supervisionstermine wurden wahrgenommen? _____

	Gruppenleitung 1	Gruppenleitung 2
Name		
Der wievielte Gruppendurchlauf ist das?		

3. Gruppe

Anzahl der Teilnehmenden bei Gruppenzusammenstellung: _____

Wie viele Teilnehmende waren bei mindestens 5 Sitzungen? _____

Termin erste Sitzung: _____

Termin letzte Sitzung: _____

Wie viele Supervisionstermine wurden wahrgenommen? _____

	Gruppenleitung 1	Gruppenleitung 2
Name		
Der wievielte Gruppendurchlauf ist das?		

Seite 4

Dokumentationsformular: MEIN WEG

Einrichtung: _____   Datum: _____

4) Anmerkungen

_____

_____

_____

_____

_____

_____

_____

_____

_____

_____

_____

_____

_____

_____

_____

_____

_____

_____

_____

_____

_____

_____

Sitzung 1

Seite 1

Sitzungsprotokoll zum Projekt „Mein Weg"

Einrichtung: _____

Gruppen-Nr.: _____

Datum: _____

Gruppenleitung:

_____

_____

_____

Teilnehmende:

1. _____

2. _____

3. _____

4. _____

5. _____

1. Dauer: _____ Minuten

2. Checkliste der Inhalte

○ Gruppe willkommen heißen, Blitzlicht

○ Kennen lernen der Teilnehmer (Steckbrief)

○ Kurze Vorstellung der Intervention

○ Gruppenregeln bestimmen, Abschlussritual festlegen

○ Psychoedukation – jeder einzeln

○ Psychoedukation – in der Gruppe

○ Hausaufgabe Text lesen aufgeben

○ Bauchatmung

○ Gemeinsam Situationen überlegen in welchen die Teilnehmer die Bauchatmung
   anwenden können

○ Hausaufgabe Übungsprotokoll aufgeben

○ Abschlussritual

3. Motivation der gesamten Gruppe

Bitte kreuzen Sie eine Zahl an.

0	1	2	3	4	5	6	7	8	9	10

gar nicht motiviert   äußerst motiviert

Sitzung 1 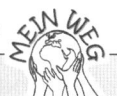 Seite 2

Sitzungsprotokoll zum Projekt „Mein Weg"

4. Individuelle Belastung der Teilnehmenden und Gruppenleitung

Bitte geben Sie in der untenstehenden Tabelle für jeden Teilnehmenden (TN) und Gruppenleitung einzeln für den jeweiligen Zeitpunkt eine Zahl an und schreiben diese in die Tabelle.

0	1	2	3	4	5	6	7	8	9	10

gar nicht belastet   äußerst belastet

TN 1	Vor der Sitzung:
	Während der Sitzung:
	Nach der Sitzung:
TN 2	Vor der Sitzung:
	Während der Sitzung:
	Nach der Sitzung:
TN 3	Vor der Sitzung:
	Während der Sitzung:
	Nach der Sitzung:
TN 4	Vor der Sitzung:
	Während der Sitzung:
	Nach der Sitzung:
TN 5	Vor der Sitzung:
	Während der Sitzung:
	Nach der Sitzung:
Gruppenleitung 1	Vor der Sitzung:
	Während der Sitzung:
	Nach der Sitzung:
Gruppenleitung 2	Vor der Sitzung:
	Während der Sitzung:
	Nach der Sitzung:

5. Kurze Darstellung des Sitzungsverlaufs:

_____

_____

_____

_____

_____

_____

_____

Aus Pfeiffer und Goldbeck: Traumafokussierte pädagogische Gruppenintervention für junge Flüchtlinge – Das Programm „Mein Weg".
© 2019 Hogrefe, Göttingen

Sitzungsprotokoll zum Projekt „Mein Weg"

6. Probleme/Schwierigkeiten bei der Durchführung der Sitzung

_____

_____

_____

_____

7. Anmerkungen zu den einzelnen Teilnehmenden

TN1: _____

_____

TN2: _____

_____

TN3: _____

_____

TN4: _____

_____

TN5: _____

_____

8. Fragen an die Supervisoren

_____

_____

_____

_____

_____

_____

_____

Anwesende beim Supervisionstermin (Anzahl Mitarbeitender): _____

Sitzung 2   Seite 1

Sitzungsprotokoll zum Projekt „Mein Weg"

Einrichtung: _____

Gruppen-Nr.: _____

Datum: _____

Gruppenleitung: **Teilnehmende:**

_____   1. _____

_____   2. _____

_____   3. _____

                                              4. _____

                                              5. _____

1. Dauer: _____ Minuten

2. Checkliste der Inhalte

○ Begrüßung und Blitzlicht

○ Ausführliche Wiederholung der letzten Sitzung

○ Anspannungsskala, Anspannung abfragen

○ Einleitung zur Narrativarbeit (Wundenmetapher)

○ Narrativ Teil 1 Heimat: Erklärung des Inhalts

○ Narrativ Teil 1 Heimat: Einzelarbeit

○ Narrativ Teil 1 Heimat: Anspannung abfragen

○ Narrativ Teil 1 Heimat: Gruppenarbeit

○ Narrativ Teil 1 Flucht: Erklärung des Inhalts

○ Narrativ Teil 1 Flucht: Einzelarbeit

○ Narrativ Teil 1 Flucht: Anspannung abfragen

○ Narrativ Teil 1 Flucht: Gruppenarbeit

○ Abschlussritual

3. Motivation der gesamten Gruppe

Bitte kreuzen Sie eine Zahl an.

0	1	2	3	4	5	6	7	8	9	10

gar nicht motiviert   **äußerst motiviert**

Sitzung 2   Seite 2   MEIN WEG

Sitzungsprotokoll zum Projekt „Mein Weg"

4. Individuelle Belastung der Teilnehmenden und Gruppenleitung

Bitte geben Sie in der untenstehenden Tabelle für jeden Teilnehmenden (TN) und Gruppenleitung einzeln für den jeweiligen Zeitpunkt eine Zahl an und schreiben diese in die Tabelle.

0	1	2	3	4	5	6	7	8	9	10

gar nicht belastet   **äußerst belastet**

TN 1	Vor der Sitzung:
	Während der Sitzung:
	Nach der Sitzung:
TN 2	Vor der Sitzung:
	Während der Sitzung:
	Nach der Sitzung:
TN 3	Vor der Sitzung:
	Während der Sitzung:
	Nach der Sitzung:
TN 4	Vor der Sitzung:
	Während der Sitzung:
	Nach der Sitzung:
TN 5	Vor der Sitzung:
	Während der Sitzung:
	Nach der Sitzung:
Gruppenleitung 1	Vor der Sitzung:
	Während der Sitzung:
	Nach der Sitzung:
Gruppenleitung 2	Vor der Sitzung:
	Während der Sitzung:
	Nach der Sitzung:

5. Kurze Darstellung des Sitzungsverlaufs:

_____

_____

_____

_____

_____

_____

_____

Aus Pfeiffer und Goldbeck: Traumafokussierte pädagogische Gruppenintervention für junge Flüchtlinge – Das Programm „Mein Weg".
© 2019 Hogrefe, Göttingen

Seite 3

Sitzungsprotokoll zum Projekt „Mein Weg"

6. Probleme/Schwierigkeiten bei der Durchführung der Sitzung

_____

_____

_____

_____

7. Anmerkungen zu den einzelnen Teilnehmenden

TN1: _____

_____

TN2: _____

_____

TN3: _____

_____

TN4: _____

_____

TN5: _____

_____

8. Fragen an die Supervisoren

_____

_____

_____

_____

_____

_____

_____

Anwesende beim Supervisionstermin (Anzahl Mitarbeitender): _____

Sitzung 3   Seite 1

Sitzungsprotokoll zum Projekt „Mein Weg"

Einrichtung: _____

Gruppen-Nr.: _____

Datum: _____

Gruppenleitung: **Teilnehmende:**

_____   1. _____

_____   2. _____

_____   3. _____

                                         4. _____

                                         5. _____

1. Dauer: _____ Minuten

2. Checkliste der Inhalte

O Begrüßung und Blitzlicht

O Ausführliche Wiederholung der letzten 2 Sitzungen

O Einzelarbeit: Teilnehmer lesen sich vorigen Narrativteil durch

O Narrativ Teil 2: Erklärung des Inhalts

O Narrativ Teil 2: Einzelarbeit schreiben/malen

O Narrativ Teil 2: Anspannung abfragen

O Narrativ Teil 2: Gruppenarbeit

O Abschlussritual

3. Motivation der gesamten Gruppe

Bitte kreuzen Sie eine Zahl an.

0	1	2	3	4	5	6	7	8	9	10

gar nicht motiviert   **äußerst motiviert**

Aus Pfeiffer und Goldbeck: Traumafokussierte pädagogische Gruppenintervention für junge Flüchtlinge – Das Programm „Mein Weg".
© 2019 Hogrefe, Göttingen

Sitzung 3   Seite 2

Sitzungsprotokoll zum Projekt „Mein Weg"

4. Individuelle Belastung der Teilnehmenden und Gruppenleitung

Bitte geben Sie in der untenstehenden Tabelle für jeden Teilnehmenden (TN) und Gruppenleitung einzeln für den jeweiligen Zeitpunkt eine Zahl an und schreiben diese in die Tabelle.

0	1	2	3	4	5	6	7	8	9	10

gar nicht belastet   äußerst belastet

TN 1	Vor der Sitzung:
	Während der Sitzung:
	Nach der Sitzung:
TN 2	Vor der Sitzung:
	Während der Sitzung:
	Nach der Sitzung:
TN 3	Vor der Sitzung:
	Während der Sitzung:
	Nach der Sitzung:
TN 4	Vor der Sitzung:
	Während der Sitzung:
	Nach der Sitzung:
TN 5	Vor der Sitzung:
	Während der Sitzung:
	Nach der Sitzung:
Gruppenleitung 1	Vor der Sitzung:
	Während der Sitzung:
	Nach der Sitzung:
Gruppenleitung 2	Vor der Sitzung:
	Während der Sitzung:
	Nach der Sitzung:

5. Kurze Darstellung des Sitzungsverlaufs:

_____

_____

_____

_____

_____

_____

_____

Aus Pfeiffer und Goldbeck: Traumafokussierte pädagogische Gruppenintervention für junge Flüchtlinge – Das Programm „Mein Weg".
© 2019 Hogrefe, Göttingen

Sitzungsprotokoll zum Projekt „Mein Weg"

6. Probleme/Schwierigkeiten bei der Durchführung der Sitzung

_____

_____

_____

_____

7. Anmerkungen zu den einzelnen Teilnehmenden

TN1: _____

_____

TN2: _____

_____

TN3: _____

_____

TN4: _____

_____

TN5: _____

_____

8. Fragen an die Supervisoren

_____

_____

_____

_____

_____

_____

_____

Anwesende beim Supervisionstermin (Anzahl Mitarbeitender): _____

Sitzung 4   Seite 1   MEIN WEG

Sitzungsprotokoll zum Projekt „Mein Weg"

Einrichtung: _____

Gruppen-Nr.: _____

Datum: _____

Gruppenleitung: **Teilnehmende:**

_____   1. _____

_____   2. _____

_____   3. _____

                                   4. _____

                                   5. _____

1. Dauer: _____ Minuten

2. Checkliste der Inhalte

○ Begrüßung und Blitzlicht

○ Ausführliche Wiederholung der letzten Sitzung

○ Einzelarbeit: Teilnehmer lesen sich alle vorigen Narrativteile durch

○ Narrativ Teil 3: Erklärung des Inhalts

○ Narrativ Teil 3: Einzelarbeit schreiben/malen

○ Narrativ Teil 3: Anspannung abfragen

○ Narrativ Teil 3: Gruppenarbeit (gemeinsame Diskussion über Sicherheitsmerkmale)

○ Hausaufgabe aufgeben

○ Abschlussritual

3. Motivation der gesamten Gruppe

Bitte kreuzen Sie eine Zahl an.

0	1	2	3	4	5	6	7	8	9	10

gar nicht motiviert   **äußerst motiviert**

Sitzung 4   Seite 2

Sitzungsprotokoll zum Projekt „Mein Weg"

4. Individuelle Belastung der Teilnehmenden und Gruppenleitung

Bitte geben Sie in der untenstehenden Tabelle für jeden Teilnehmenden (TN) und Gruppenleitung einzeln für den jeweiligen Zeitpunkt eine Zahl an und schreiben diese in die Tabelle.

0	1	2	3	4	5	6	7	8	9	10

gar nicht belastet   äußerst belastet

TN 1	Vor der Sitzung:
	Während der Sitzung:
	Nach der Sitzung:
TN 2	Vor der Sitzung:
	Während der Sitzung:
	Nach der Sitzung:
TN 3	Vor der Sitzung:
	Während der Sitzung:
	Nach der Sitzung:
TN 4	Vor der Sitzung:
	Während der Sitzung:
	Nach der Sitzung:
TN 5	Vor der Sitzung:
	Während der Sitzung:
	Nach der Sitzung:
Gruppenleitung 1	Vor der Sitzung:
	Während der Sitzung:
	Nach der Sitzung:
Gruppenleitung 2	Vor der Sitzung:
	Während der Sitzung:
	Nach der Sitzung:

5. Kurze Darstellung des Sitzungsverlaufs:

_____

_____

_____

_____

_____

_____

Aus Pfeiffer und Goldbeck: Traumafokussierte pädagogische Gruppenintervention für junge Flüchtlinge – Das Programm „Mein Weg".
© 2019 Hogrefe, Göttingen

MEIN WEG

Sitzungsprotokoll zum Projekt „Mein Weg"

6. Probleme/Schwierigkeiten bei der Durchführung der Sitzung

_____

_____

_____

_____

7. Anmerkungen zu den einzelnen Teilnehmenden

TN1: _____

_____

TN2: _____

_____

TN3: _____

_____

TN4: _____

_____

TN5: _____

_____

8. Fragen an die Supervisoren

_____

_____

_____

_____

_____

_____

_____

Anwesende beim Supervisionstermin (Anzahl Mitarbeitender): _____

Aus Pfeiffer und Goldbeck: Traumafokussierte pädagogische Gruppenintervention für junge Flüchtlinge – Das Programm „Mein Weg".
© 2019 Hogrefe, Göttingen

Sitzung 5   Seite 1

Sitzungsprotokoll zum Projekt „Mein Weg"

Einrichtung: _____

Gruppen-Nr.: _____

Datum: _____

Gruppenleitung: **Teilnehmende:**

_____   1. _____

_____   2. _____

_____   3. _____

                                          4. _____

                                          5. _____

1. Dauer: _____ Minuten

2. Checkliste der Inhalte

○ Begrüßung und Blitzlicht

○ Ausführliche Wiederholung der letzten Sitzung

○ Einzelarbeit: Teilnehmer lesen sich alle vorigen Narrativteile durch

○ Narrativ Teil 4: Erklärung des Inhalts

○ Narrativ Teil 4: Einzelarbeit Brief schreiben

○ Narrativ Teil 4: Anspannung abfragen

○ Narrativ Teil 4: Gruppenarbeit (gemeinsam Ressourcen, Bewältigungsstrategien sammeln)

○ Abschlussritual

3. Motivation der gesamten Gruppe

Bitte kreuzen Sie eine Zahl an.

0	1	2	3	4	5	6	7	8	9	10

gar nicht motiviert   **äußerst motiviert**

Sitzung 5   Seite 2

Sitzungsprotokoll zum Projekt „Mein Weg"

4. Individuelle Belastung der Teilnehmenden und Gruppenleitung

Bitte geben Sie in der untenstehenden Tabelle für jeden Teilnehmenden (TN) und Gruppenleitung einzeln für den jeweiligen Zeitpunkt eine Zahl an und schreiben diese in die Tabelle.

0	1	2	3	4	5	6	7	8	9	10

gar nicht belastet   äußerst belastet

TN 1	Vor der Sitzung:
	Während der Sitzung:
	Nach der Sitzung:
TN 2	Vor der Sitzung:
	Während der Sitzung:
	Nach der Sitzung:
TN 3	Vor der Sitzung:
	Während der Sitzung:
	Nach der Sitzung:
TN 4	Vor der Sitzung:
	Während der Sitzung:
	Nach der Sitzung:
TN 5	Vor der Sitzung:
	Während der Sitzung:
	Nach der Sitzung:
Gruppenleitung 1	Vor der Sitzung:
	Während der Sitzung:
	Nach der Sitzung:
Gruppenleitung 2	Vor der Sitzung:
	Während der Sitzung:
	Nach der Sitzung:

5. Kurze Darstellung des Sitzungsverlaufs:

_____

_____

_____

_____

_____

_____

_____

Aus Pfeiffer und Goldbeck: Traumafokussierte pädagogische Gruppenintervention für junge Flüchtlinge – Das Programm „Mein Weg".
© 2019 Hogrefe, Göttingen

Sitzung 5   Seite 3   MEIN WEG

Sitzungsprotokoll zum Projekt „Mein Weg"

6. Probleme/Schwierigkeiten bei der Durchführung der Sitzung

_____

_____

_____

_____

7. Anmerkungen zu den einzelnen Teilnehmenden

TN1: _____

_____

TN2: _____

_____

TN3: _____

_____

TN4: _____

_____

TN5: _____

_____

8. Fragen an die Supervisoren

_____

_____

_____

_____

_____

_____

_____

Anwesende beim Supervisionstermin (Anzahl Mitarbeitender): _____

Aus Pfeiffer und Goldbeck: Traumafokussierte pädagogische Gruppenintervention für junge Flüchtlinge – Das Programm „Mein Weg".
© 2019 Hogrefe, Göttingen

Sitzung 6   Seite 1

Sitzungsprotokoll zum Projekt „Mein Weg"

Einrichtung: _____

Gruppen-Nr.: _____

Datum: _____

Gruppenleitung: **Teilnehmende:**

_____   1. _____

_____   2. _____

_____   3. _____

                                             4. _____

                                             5. _____

1. Dauer: _____ Minuten

2. Checkliste der Inhalte

O Begrüßung und Blitzlicht

O Wiederholung der vergangenen Sitzungen, alle Narrativteile nochmals lesen

O Zukunft

O Wünsche und Pläne für die Zukunft

O Rückfallprophylaxe

O Ritual, Abschluss: Graduierungsfeier

3. Motivation der gesamten Gruppe

Bitte kreuzen Sie eine Zahl an.

0	1	2	3	4	5	6	7	8	9	10

gar nicht motiviert   äußerst motiviert

Sitzung 6   Seite 2   MEIN WEG

Sitzungsprotokoll zum Projekt „Mein Weg"

4. Individuelle Belastung der Teilnehmenden und Gruppenleitung

Bitte geben Sie in der untenstehenden Tabelle für jeden Teilnehmenden (TN) und Gruppenleitung einzeln für den jeweiligen Zeitpunkt eine Zahl an und schreiben diese in die Tabelle.

0	1	2	3	4	5	6	7	8	9	10

gar nicht belastet   **äußerst belastet**

TN 1	Vor der Sitzung:
	Während der Sitzung:
	Nach der Sitzung:
TN 2	Vor der Sitzung:
	Während der Sitzung:
	Nach der Sitzung:
TN 3	Vor der Sitzung:
	Während der Sitzung:
	Nach der Sitzung:
TN 4	Vor der Sitzung:
	Während der Sitzung:
	Nach der Sitzung:
TN 5	Vor der Sitzung:
	Während der Sitzung:
	Nach der Sitzung:
Gruppenleitung 1	Vor der Sitzung:
	Während der Sitzung:
	Nach der Sitzung:
Gruppenleitung 2	Vor der Sitzung:
	Während der Sitzung:
	Nach der Sitzung:

5. Kurze Darstellung des Sitzungsverlaufs:

_____

_____

_____

_____

_____

_____

_____

Sitzung 6 　　　　　　　　　　　　　　　　　　　　　　　　　　Seite 3

Sitzungsprotokoll zum Projekt „Mein Weg"

6. Probleme/Schwierigkeiten bei der Durchführung der Sitzung

_____

_____

_____

_____

7. Anmerkungen zu den einzelnen Teilnehmenden

TN1: _____

_____

TN2: _____

_____

TN3: _____

_____

TN4: _____

_____

TN5: _____

_____

8. Fragen an die Supervisoren

_____

_____

_____

_____

_____

_____

_____

Anwesende beim Supervisionstermin (Anzahl Mitarbeitender): _____

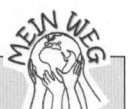

Karte 1: Afrika

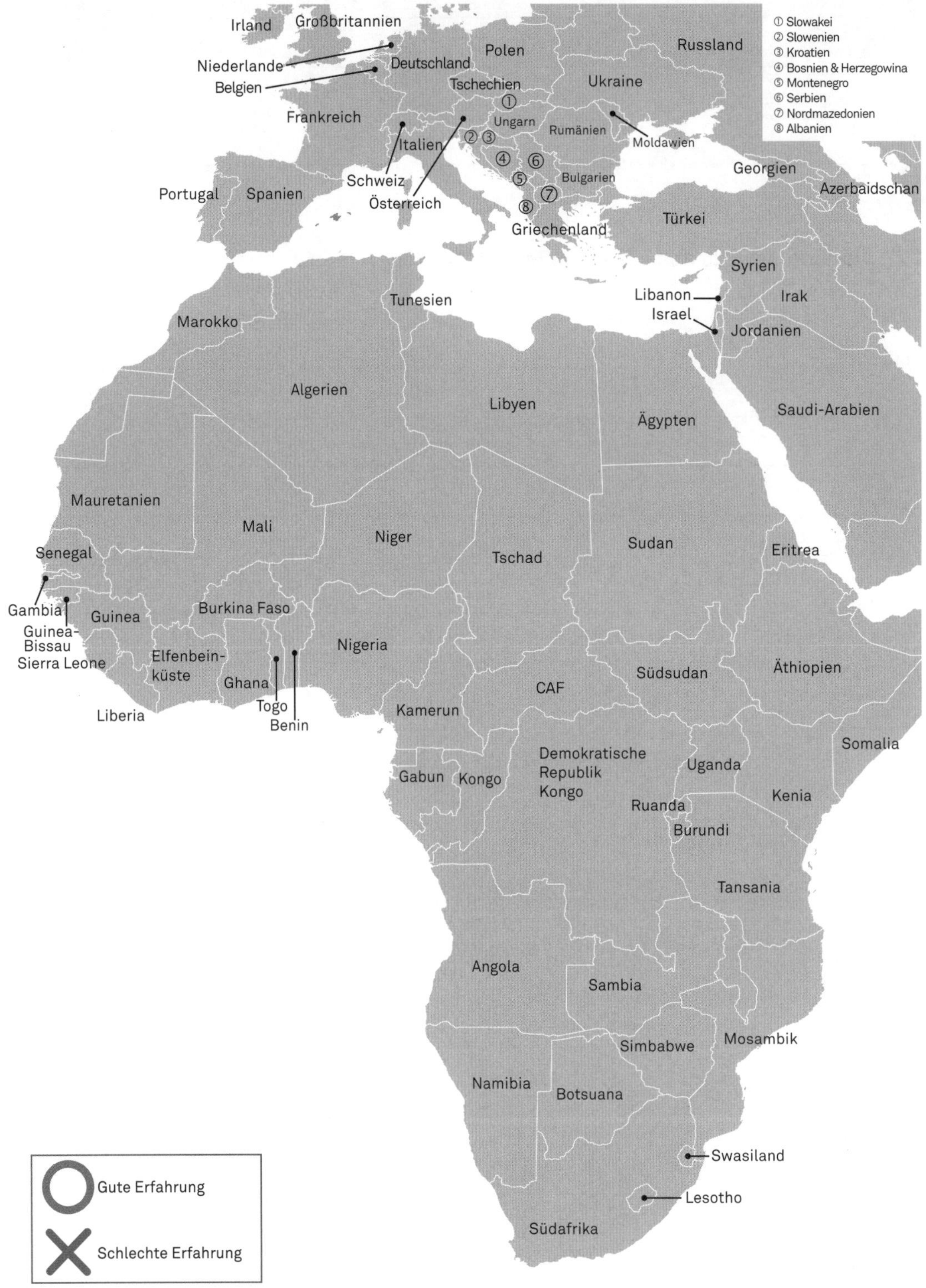

① Slowakei
② Slowenien
③ Kroatien
④ Bosnien & Herzegowina
⑤ Montenegro
⑥ Serbien
⑦ Nordmazedonien
⑧ Albanien

Irland
Großbritannien
Niederlande
Belgien
Deutschland
Frankreich
Tschechien
Polen
Russland
Ukraine
Ungarn
Rumänien
Moldawien
Italien
Schweiz
Österreich
① ② ③
④
⑥
⑤
⑧ ⑦
Bulgarien
Georgien
Azerbaidschan
Portugal
Spanien
Griechenland
Türkei
Syrien
Libanon
Israel
Irak
Jordanien
Marokko
Tunesien
Algerien
Libyen
Ägypten
Saudi-Arabien
Mauretanien
Mali
Niger
Tschad
Sudan
Eritrea
Senegal
Gambia
Guinea-Bissau
Sierra Leone
Guinea
Burkina Faso
Nigeria
Elfenbein-küste
Ghana
Togo
Benin
Liberia
Kamerun
CAF
Südsudan
Äthiopien
Somalia
Gabun
Kongo
Demokratische Republik Kongo
Uganda
Ruanda
Burundi
Kenia
Tansania
Angola
Sambia
Simbabwe
Mosambik
Namibia
Botsuana
Swasiland
Lesotho
Südafrika

O Gute Erfahrung

X Schlechte Erfahrung

Aus Pfeiffer und Goldbeck: Traumafokussierte pädagogische Gruppenintervention für junge Flüchtlinge – Das Programm „Mein Weg".
© 2019 Hogrefe, Göttingen

Karte 2: Naher Osten

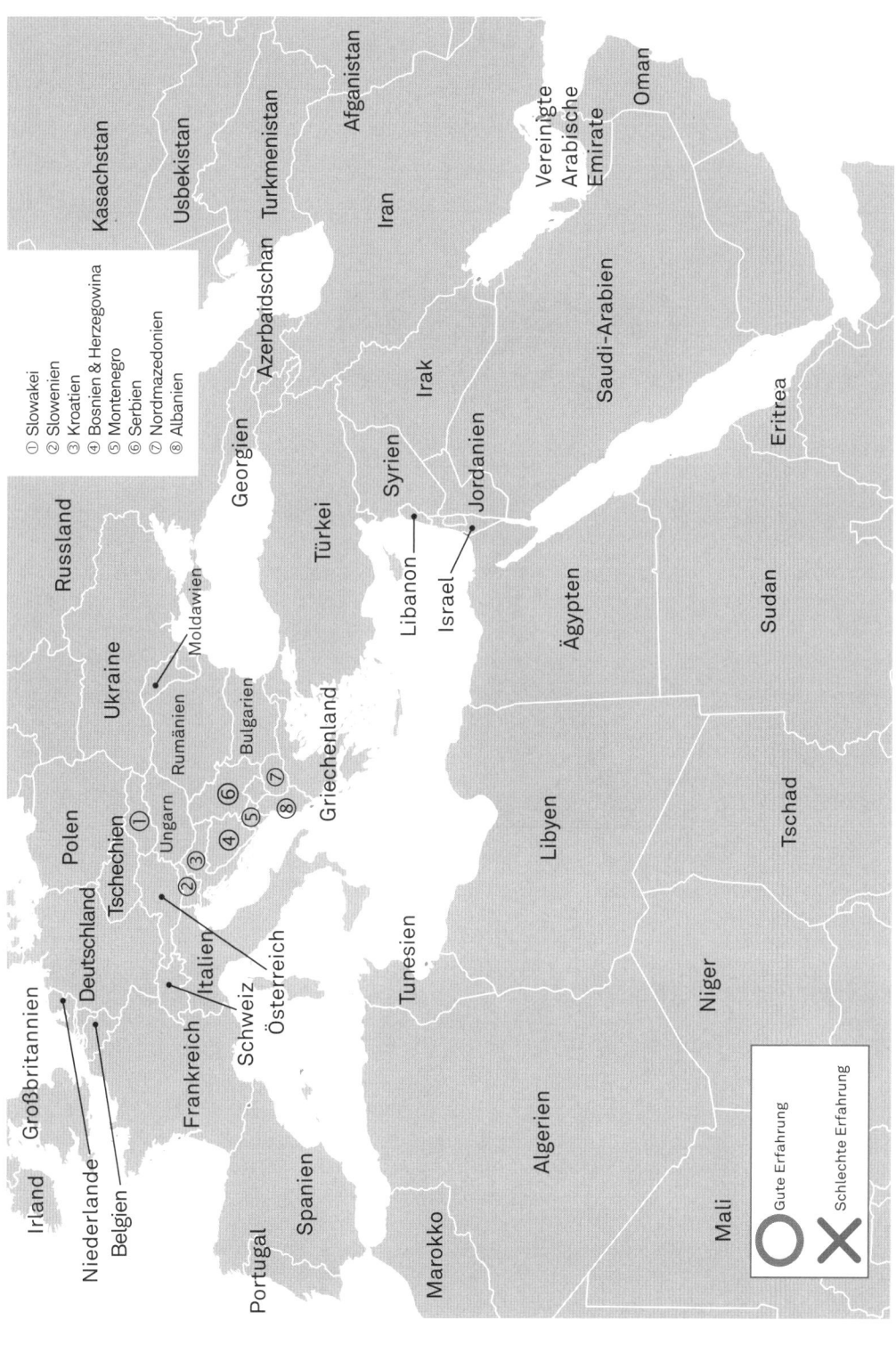

① Slowakei
② Slowenien
③ Kroatien
④ Bosnien & Herzegowina
⑤ Montenegro
⑥ Serbien
⑦ Nordmazedonien
⑧ Albanien

O Gute Erfahrung
X Schlechte Erfahrung

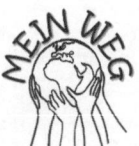

URKUNDE
für

_____

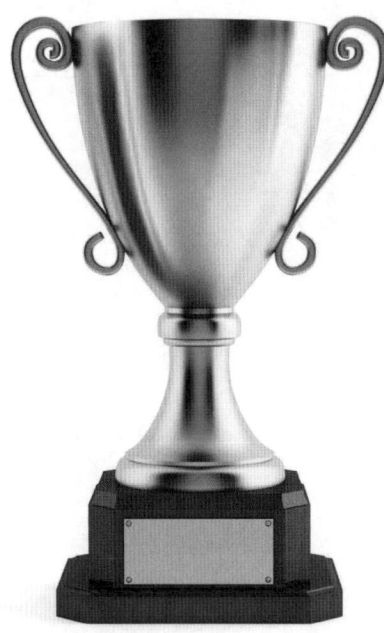

_____hat beim Trauma-Programm MEIN WEG für junge Geflüchtete sehr gut mitgemacht, viel für sich gelernt (z. B. wie man sich selbst am besten helfen kann, wenn es einem nicht gut geht) und hat das Trauma-Programm mit Erfolg abgeschlossen.

_____ kann sehr stolz auf sich sein!

Gratulation! Das hast Du toll gemacht!!

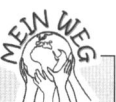

Gefühlskärtchen Begriffe

✂

EKEL

ANGST

WUT

Gefühlskärtchen Begriffe

TRAURIGKEIT

ÜBERRASCHUNG

STOLZ

FREUDE

SCHULD

SCHAM

Seite 1

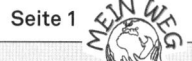

Gefühlskärtchen Bilder

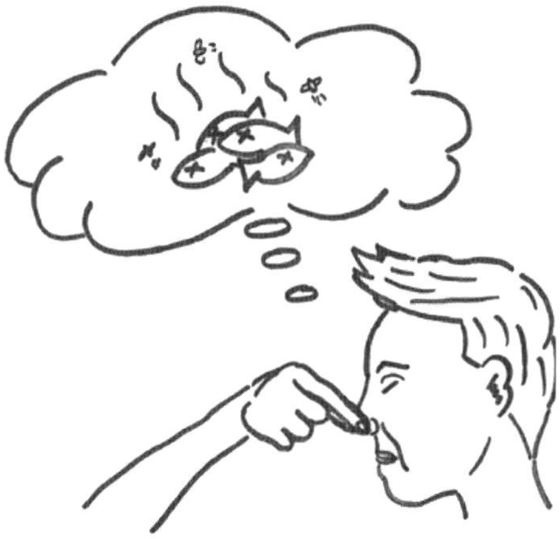

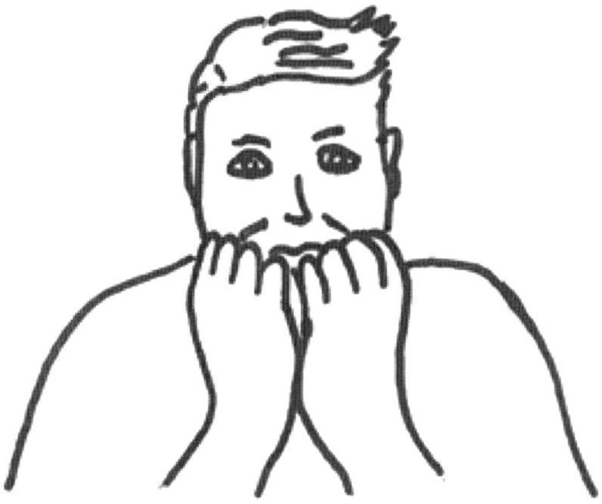

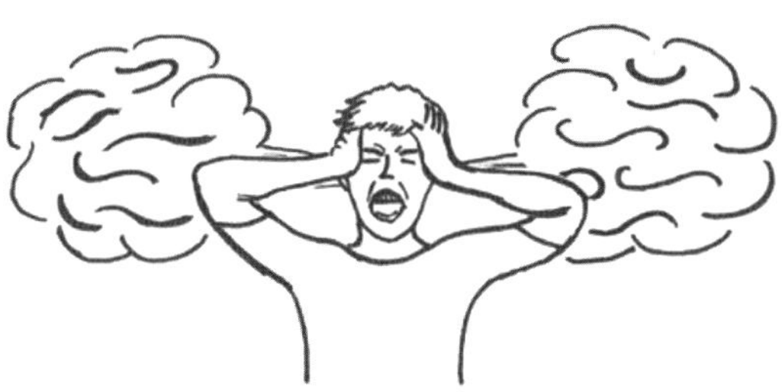

Seite 2

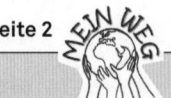

Gefühlskärtchen Bilder

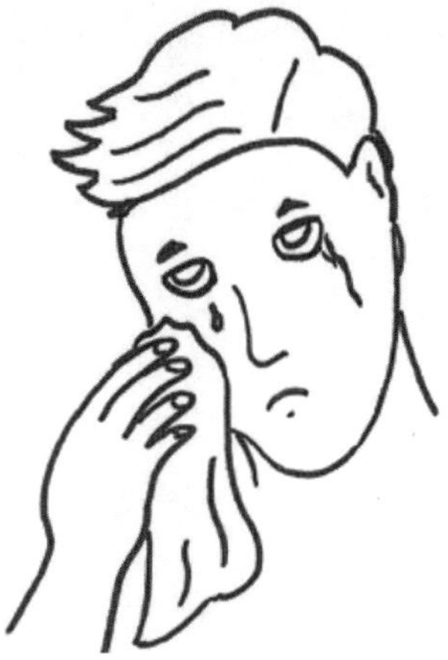

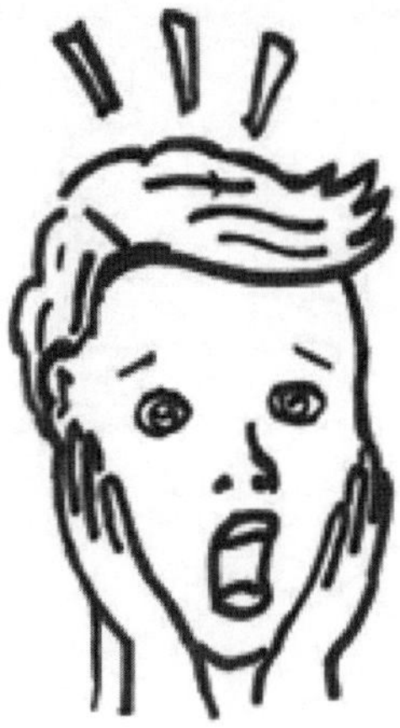

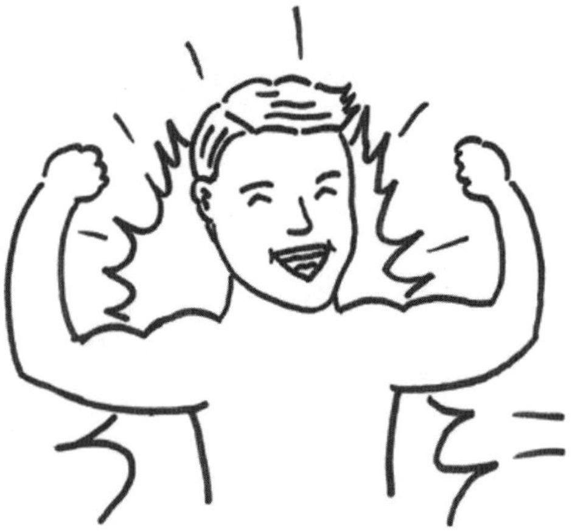

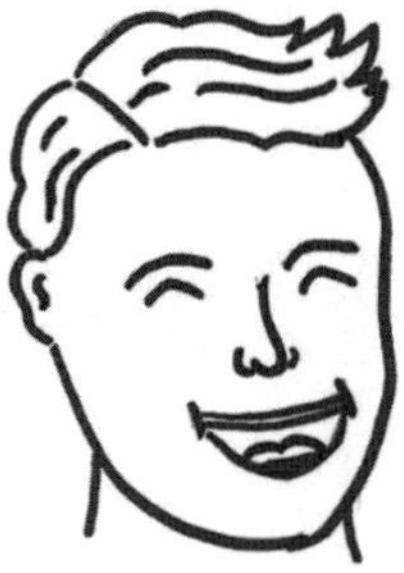

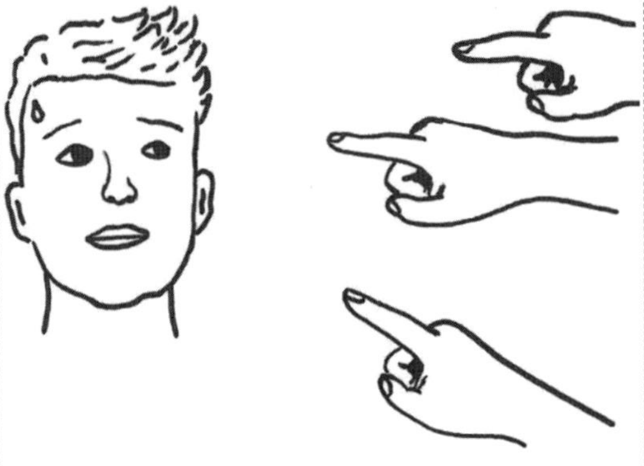

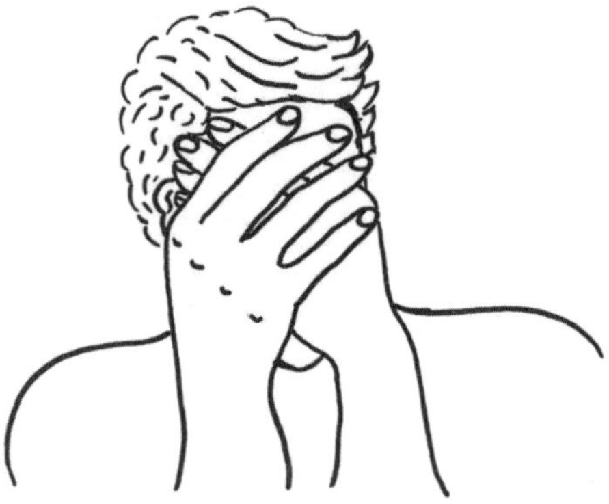

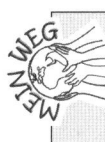

Kleiderschrankmetapher

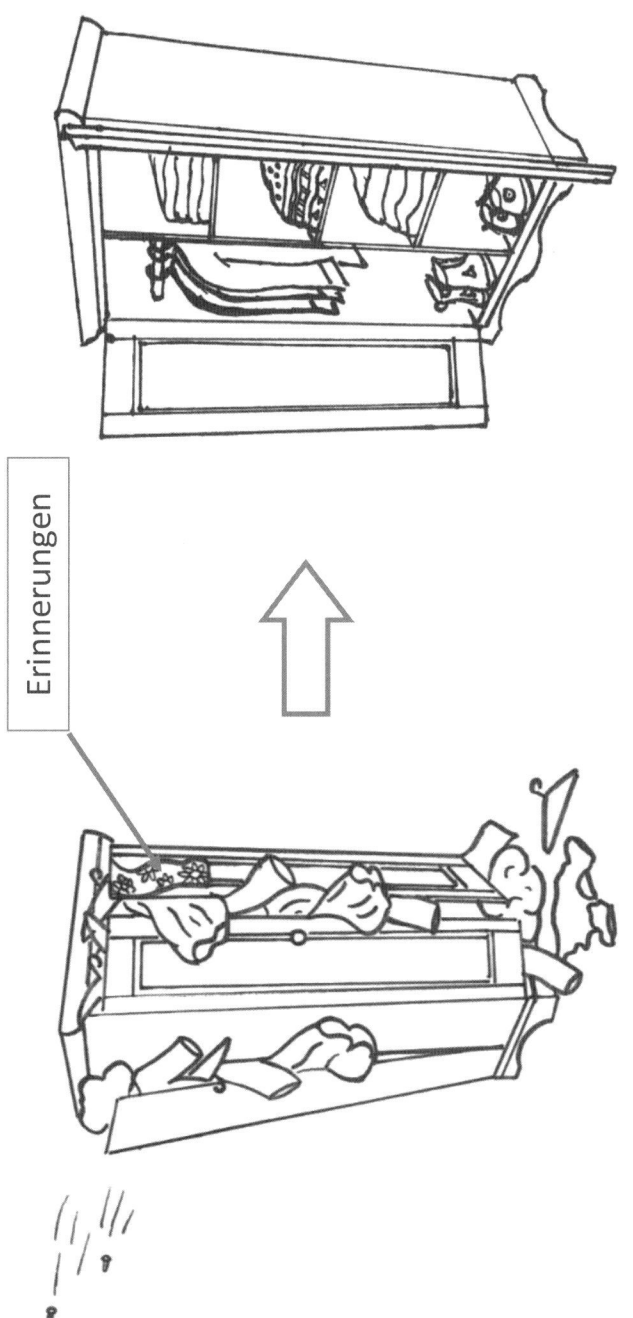

Erinnerungen

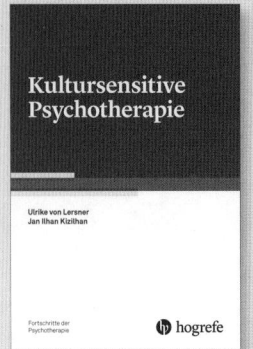
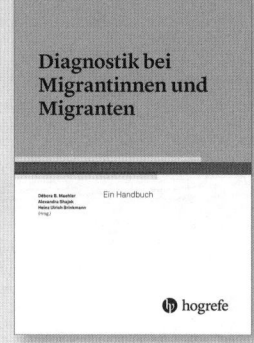
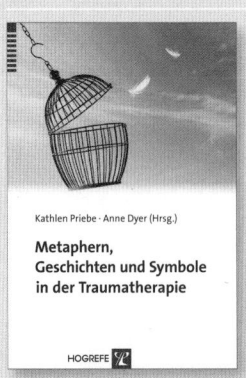
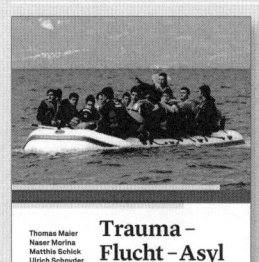
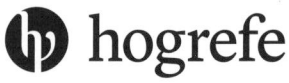